幸せになりたい女性のための
マインドフルネス
自分らしく輝く
8週間のプログラム

Mindfulness for Women
Declutter Your Mind, Simplify Your Life,
Find Time to 'Be'

[著]
ヴィディヤマラ・バーチ
Vidyamala Burch

クレア・アーヴィン
Claire Irvin

[監訳]
佐渡充洋

[訳]
浦谷計子

創元社

献辞
♦
一瞬一瞬の大切さに気づかせてくれる、わが夫と
その一瞬一瞬が長くつづくように願わせてくれる
2人の子どもたちへ

クレア

私をここまで導いてくれた女性の友人、
指導者、助言者のみなさんへ

ヴィディヤマラ

MINDFULNESS FOR WOMEN: Declutter Your Mind,
Simplify Your Life, Find Time to 'be'
by Vidyamala Burch and Claire Irvin
Copyright © 2016 by Vidyamala Burch and Claire Irvin
Japanese copyright © 2019
Published by arrangement with Curtis Brown Group Limited, London
through Tuttle-Mori Agency, Inc., Tokyo
ALL RIGHTS RESERVED

本書の日本語版翻訳権は、株式会社創元社がこれを保有する。
本書の一部あるいは全部についていかなる形においても
出版社の許可なくこれを転載することを禁止する。

◆ 目次

はじめに──なぜ女性のためのマインドフルネスか　2

　マインドフルネスは実用的 2
　現代女性とマインドフルネス 5
　男女平等とマインドフルネス 5
　他人を基準にしない 6
　旅のガイド 7

この本の使いかた 9

第1章　もっと輝くために　11

　安らぎと静寂を見出す 12
　自分自身の親友になる 12
　マインドフルネスの効果 14

第2章　マインドフルネスとは？　17

　マインドフルネスは万人向け 18
　今この瞬間を生ききる 20
　マインドフルネスと瞑想 21
　3つのタイプの瞑想法 22
　あなただけのマインドフルネス 23

第3章　瞑想の行い方　29

　いつ？ 29
　どのように？ 30
　どこで？ 31
　どのような姿勢で？ 31

i

注意すべきこと ································· 35
　　呼吸の重要性 ··································· 37
　　全身呼吸 ······································· 39

第1部　身体を愛する

第4章　身体を落ち着かせる　42

　　なぜ身体から始めるのか ························· 43
　　交感神経と副交感神経 ··························· 44
　　どうやって身体を落ち着かせるのか ··············· 45
　　ボディスキャン瞑想 ····························· 49

第5章　身体を受け入れる　55

　　身体から始める ································· 56
　　3つの感情調節システム ·························· 58
　　身体の変化 ····································· 61
　　身体への気づきがなぜ役立つのか ················· 63
　　どうやって身体を受け入れるか ··················· 63
　　思いやりのボディスキャン瞑想 ··················· 65

第2部　心の安らぎを得る

第6章　心を静める　72

　　思考の威力 ····································· 73
　　心を理解する ··································· 75
　　不安から安らぎへ──マインドフルネスのパラドクス ··· 79
　　呼吸アンカー瞑想 ······························· 85
　　うまくいっているかどうか心配になったら ········· 89

第7章　自分の心を思いやる　92

　　マインドフルな生き方 ··························· 94

女性と心の病 …… 94
心を責めない …… 98
自慈心と自尊心は別のもの …… 101
心が乱れたときの瞑想 …… 102
思いやりの呼吸アンカー瞑想 …… 106

第3部　思いやりで幸せになる

第8章 自分のよいところを見つける　112

優しさの力 …… 114
慈悲の瞑想の力 …… 118
ポジティブな習慣をつくる …… 120
自分を思いやるためのセルフコンパッション瞑想 …… 127

第9章 他者を愛する　132

メッタバーバナ——慈悲の瞑想 …… 134
すべてはつながっている …… 136
愛——ポジティビティ共鳴 …… 139
つながりと思いやりのある人生 …… 141
つながりの瞑想 …… 144

第10章 流れつづける、愛しつづける　151

意識の焦点と呼吸 …… 153
オープンハート瞑想 …… 159

第4部　日常にマインドフルネスを落とし込む

第11章 ストレスよ、さようなら　164

いつでもマインドフルネス …… 165
中道を見つける …… 166
呼吸空間瞑想 …… 182

第12章　心が変われば、世界も変わる　186
　　　マインドフルネスと優しさで世界が変わる ……………………………………… 187

補足資料1　8週間マインドフルネス瞑想プログラム　192
補足資料2　五感をフル活用するためのチェックリスト　193
補足資料3　脳の進化と3つの層　194
補足資料4　呼吸を知る　197

注　202
索引　209
謝辞　213
監訳者あとがき　217

本書に掲載されている下記瞑想の音声インストラクションは、
創元社ホームページの本書紹介ページからダウンロードできます。

〈Track 1〉呼吸の動きを感じるボディスキャン瞑想　50
〈Track 2〉思いやりのボディスキャン瞑想　66
〈Track 3〉呼吸アンカー瞑想　86
〈Track 4〉思いやりの呼吸アンカー瞑想　106
〈Track 5〉自分を思いやるためのセルフコンパッション瞑想　128
〈Track 6〉つながりの瞑想　146
〈Track 7〉オープンハート瞑想　159
〈Track 8〉3分間呼吸空間瞑想　183

＊下記のバーコードからも音声ダウンロードページにアクセスできます。

幸せになりたい女性のための
マインドフルネス
自分らしく輝く8週間のプログラム

✽はじめに
なぜ女性のためのマインドフルネスか

「本当に忙しいの！」

「最近どう？」と聞かれて、なんどこの返事をしたことでしょう。目が回るほど多忙な日々を送っている人なら、「女性のためのマインドフルネス」と聞いてワクワクするかもしれません。でも、たぶん、すぐにこう思うでしょう。「そんな時間があるかしら？　私にはぜったい無理だわ」

私たち女性にとって、現代社会は、チャンスに溢れると同時に、人生のさまざまな選択を迫られる社会でもあります。やりがいのある仕事に就きたい、海外旅行に行きたい、理想のパートナーと出会いたい、子どもは5人欲しい、マイホームは郊外の一軒家がいい……。でも毎日、時間はかつかつです。「やることリスト」を作ったり、そのリストに☑を入れるだけでも大変だというのに、これに加えて「何もしない」時間を作るなんてどうやったらできるというのでしょう？　忙しいのは仕事をしている人だけではありません。仕事をしていない人だって、家事に育児、友だちとの付き合いで、時間に余裕なんてありません。それに加えて、エクササイズ、ガーデニング、ネットショッピング、SNS……スケジュールは、本当にパンパンなのです。

マインドフルネスは実用的

ただでさえ膨大になっている「やることリスト」なのに、そこにマインドフルネスをさらに追加して、ほんとうに心が穏やかになるのかしら？　そもそもマインドフルネスって、一体なんなの？　そんな声が聞こえてきそうです。簡単に言えば、マインドフルネスとは「自分の内側や外側の世界で起きていることに振り回されず、静かに落ち着いていられる能力」のことです。しかも最大の魅力は、年齢や立場に関係なくどんな人にでも役立つことにあ

ります。マインドフルネスは、単にあなたの日常生活をスムーズにしてくれるだけのものではありません。人生の節目ごとに待ち受けている、役割やアイデンティティの大きな変化にも、柔軟に対応できるように心を鍛えてくれるものでもあるのです。

　10代、20代は、さまざまな制約から解き放たれて、広い世界に飛び出していく躍動感に溢れる時期です。それと同時に、競争社会のなかで自分の存在意義を示すことが求められるという、過酷な現実に直面する時期でもあります。しかし、女性は必ずしも男性ほど強い自信を持てるように育てられていません。自己主張や闘争心が大いに求められる競争世界では、どんなにしっかりした女性でも、その心は折れやすいのです。この年頃の女性は強気な仮面とは裏腹に内面はとても繊細です。SNSやブログで自分を何かに「見せかける」のは上手でも、その器用さは不安を倍増させこそすれ、自信を育ててはくれません。「自分らしく生きることが成功や幸せのカギだ」と言われても、生き馬の目を抜くような環境の中で、どうすれば「自分らしさ」を見つけられるのでしょうか。そんなときこそマインドフルネスの出番です。マインドフルネスで心を落ち着かせれば、周囲に振り回されず、人生のハンドルを握ることができるようになるでしょう。

　キャリアの面でもライフスタイルの面でも女性の選択肢が増え、活躍の場が広がったのは喜ばしいことですが、その一方で、多くの女性たちが持続可能なワークライフ・バランスを見つけられずに苦労しています。仕事と私生活のどちらも犠牲にせず、ちょうどよいバランスを維持できるかどうかで、女性の幸福は大きく左右されてしまいます。しかし、マインドフルネスを実践すれば、自分にとって本当に大切なものを見きわめ、ものごとに優先順位をつけられるようになります。その結果、仕事や家庭生活がどんなに忙しくても、視野狭窄することなく、自分とは何かを見失わずにいられるようになるのです。

　女性の生き方は、ただでさえ多忙で複雑なものですが、そこに妻や母という新たな役割が加わると、人生の質がまた大きく変わってきます。夫という「他人」と暮らし、子どもを産み育てるというライフステージでは、さまざまな現実的な問題に直面し、「ひとりの人間」としての力量が試されること

になるでしょう。この時期には、「自分とは何か」という感覚にも変化が生じ、人生はいっそう複雑なものになっていきます。そんなとき、マインドフルネスがあなたの支えになるかもしれません。マインドフルネスを実践していれば、パートナーにイライラせずに優しく接することも、互いの絆をより強いものにすることもできるかもしれません。また、子育てもマインドフルネスのスキルを伸ばしていく絶好のチャンスになります。今という瞬間に集中し、目の前の子どもと全身全霊で向き合えるようになれば、スマホ片手の「ながら育児」より、はるかに大きな充実感が得られるに違いありません。

　その後、多くの女性は、子どもと年老いた親の両方の面倒をみる「サンドイッチ世代」へと突入していきます。「娘」から「介護者」へとアイデンティティが変化するこの時期は、しばしば人生で一番忙しい時期と重なります。ここでもやはり、マインドフルネスがあなたの力になってくれるかもしれません。マインドフルネスの支えがあれば、職場や家庭で自分の役割をこなしながら、感謝の気持ちを忘れずに優しい介護が可能になることでしょう。

　今の時代に、昔のような「静かな余生」といったものはありません。ひと昔前なら現役を退いてのんびり人生を振り返るような年齢でも、多くの人がますます活動的に暮らしています。あなたがもし、ちょうどその年齢ならば、これまで培ってきた人生経験、バイタリティ、そして知恵とを生かして、思う存分自分の存在意義を示したいと感じるかもしれません。また、デジタルツールを使いこなす若い女性たちに刺激されて発奮することもあるでしょう。そんなときマインドフルネスで集中力が高まれば、新しいことを吸収しやすくなり、デジタル革命さえ楽しむ余裕が出てきます。一方で、がんばることに興味がない人にもマインドフルネスは有用です。なぜなら、マインドフルネスを実践することで、周囲の声に惑わされず、自分の理想とする「生き方」を追求できるようになるからです。

　年をとると、生きていく上で誰かに頼ることが増えていくのは避けられませんが、それでも多くの女性は、深い充足感に満たされながら優雅に年を重ねていくことを願っています。身体の衰えを感じながらも、その願いをかなえるためには、一体どうすればいいのでしょうか？　マインドフルネス、気づき、思いやり、受容、これらはすべて、あなたがいつまでもあなたらしく

いられるために必要な要素です。たとえ慢性的な身体症状があったとしても、マインドフルネスが幸福感を増大させることは証明されています[*1]。

現代女性とマインドフルネス

　生活のペースがかつてないほどせわしなくなる一方で、安らかなひとときを持ちたいというニーズも高まっています。これは、年齢、職業、宗教、人種、階級に関係なく現代社会に共通の傾向です。でも女性ほどその傾向が高いのはなぜなのでしょうか。こうした傾向の背景には、「何かをきちんとやりたければ、自分がやるしかない」という女性特有の心理がかかわっていると考えられます。増えつづける仕事や役割、そこに登場した便利なデジタルツールが、私たち女性の「どれ1つとして手を抜かない主義」に拍車をかけています。時間を節約してくれるはずの「ハイテク」という魔法の杖が、ちょっと前まで考えもしなかったような「余計な」仕事を増やし、皮肉にも、私たちから時間を奪うことになっているのです。

　このような目まぐるしいライフスタイルの変化の中では、自分を見失わずにいることがますます重要になってきます。デジタル革命の恩恵をうけながら、忙しくも刺激的な生活を送るのは確かに楽しいことでしょう。しかし、今の私たちに本当に必要なのは、変化の波に踊らされることではなく、それとは正反対の流れを取り入れることなのです。それこそ、人生にバランスと安らぎをもたらしてくれるマインドフルネスが、今求められる理由なのです。

男女平等とマインドフルネス

　現代は、社会における女性の役割とアイデンティティが、急速に変化してきた時代でもあります。女性の参政権が広まり始めたのは、ようやく20世紀に入ってからのことです。ほんの数十年前まで、女性はどんなに能力や意欲が高くても、限られた種類の職業にしかつけませんでした。1970年代に入ると「女性だって何でもできる」という解放運動に勇気づけられて、多く

の女性たちが立ち上がりました。

　その一方で、女性特有の重要な特徴が見落とされしまったことは問題でした。その特徴とは、女性は「〇〇できる」を「〇〇しなければならない」と同じだと解釈しがちだということです。仕事から、出産育児、友だち付き合い、果ては趣味にいたるまで、あらゆることに手を抜けないのは、女性に生まれつきそのような性格傾向があるからなのです。複数の仕事を同時に処理しようとする私たちは、根っからの「マルチタスカー」なのです。新しいツールに出会えば懸命に使い方を覚えようとしますし、何かの委員会のメンバーに選ばれれば引き受けもします。女性解放運動の「女は何でもできる」というメッセージは、いつしか「女は何でもしなければならない」に変わってしまったのです。固く閉ざされていた門戸が開かれ、社会進出を果たした女性たちは、自分でも気づかないうちに、新たなプレッシャーを抱え込むことになりました。キャリアウーマン、恋人、妻、母親、娘、友人、主婦、介護者、調理人……複数の役割とアイデンティティをどれもきちんと同時にこなそうとする女性たち。しかも、そんな多忙な女性を助けてくれるはずのデジタルツールがいまや頭痛の種になりつつあります。ネット社会からひっきりなしに送られてくるつぶやきや叫びや勧誘のたぐいに、私たちはつねに「接続」状態に置かれているのです。

他人を基準にしない

　ネットへの「過剰な接続状態」には間違いなく依存性があります。ソーシャルメディアで誰かと情報を共有し意見を交換していると、世界が広がったような解放感が得られ、集団の一員でありたいという人間特有の心理的なニーズが満たされます。けれどもネット社会がもたらす自由には代償がつきものです。

　何かの理由でひとたびのけ者にされれば、帰属感は失われ、自尊心が傷つけられます。誰かの活躍ぶりを知って劣等感にさいなまれることもあるでしょう。私はあの人ほどモテない、痩せていない、成功していない……。ソーシャルメディアは自分の考えの正しさを確認する道具にもなれば、心ない批

判にさらされる場にもなります。表面的なこと——みんなが何をして、どんな服を着て、何を観て、何を聴き、何を話題にするか——はクローズアップされるのに、あなたという人間がほんとうは何を感じ、何を人生のよりどころとしているかといった意識は置き去りにされがちなのです。

　どうも私たち女性は、いとも簡単に「他人の意見の詰め合わせ」になってしまうようです。私たちが誰かを評して「彼女は派手だ／太りすぎている／わがままだ」と言うのは、女性とはこうあるべきだと思わされているからではないでしょうか。流行のダイエットに飛びつくのは、ほんとうに10キロ痩せたいからなのでしょうか？　それとも女性は痩せているべきだと思うからなのでしょうか？

　私たちはこんなことにも気を揉みます。仕事を始めて数年で子どもを産むことを選択したら、キャリアをあきらめていると思われないだろうか。周囲の期待を裏切りはしないだろうか。でも、出産を後回しにしたり、（おそろしいことに）子どもを持つのを断念すれば、キャリアのことしか考えていない自己中心的な女と思われないだろうか。出産後すぐに職場に戻るのは、ほんとうに仕事が好きだからなのか？　それとも昇進のチャンスを失うのが怖いから？　早々に職場復帰したら、育児に専念する他の新米ママたちはどう思うだろうか。でも、早く戻らないと同僚たちが……。

　時間をやりくりして子どもの遊びの日取りを決めたり、家族の週末の計画を立てたりするのは、ほんとうに私にしかできないこと？　世の中ではもっと重大なことが起きているのに、こんなことで頭を悩ませる私って何だろう。それにしても、テレビもツイッターも、毎日、気が滅入るようなニュースばかりだわ……。

　でも大丈夫です。希望と救いは私たち一人ひとりの内側にあるのです。古くから伝わるマインドフルネスの智慧を頼りに、さあ、旅を始めましょう。

旅のガイド

　旅に同行者がいるのは心強いものです。この本の執筆にあたって、私がクレアをマインドフルネス発見の旅に送り出したのは、彼女の体験が読者の旅

の励みになると思ったからです。
　この試みは、私たちの間に厚い友情と絆を育んでくれました。年齢差は13歳、生まれた場所も地球のこちら側とあちら側。とても共通点などなさそうに思えた私たちが、この本を通じて親しくなれたのは、うれしい驚きでした。
　ここで私たちの経歴を簡単にお話ししておきましょう。私、ヴィディヤマラはスポーツ好きで勉強が得意な、向上心の強い子どもでした。いずれは大学を出て、仕事で成功し、理想のパートナーを見つけて母親になる、そんな夢を描いていました。ところが10代で脊椎を損傷したのをきっかけに、突然、人生の進路変更を迫られたのです。20代前半で始めたフィルム編集の仕事は充実していましたが、週60時間もの長時間労働に体がついていきませんでした。大好きな仕事をあきらめ、生き方のスピードをゆるめざるを得なくなったのは、まだ25歳のときのことです。すっかり変わってしまった人生の展望を何とか受け入れようと、私はすぐにヨガと瞑想を始めました。怪我のために行き場を失っていた私の情熱は、こうして自分自身の心の探究へと向かったのです。あれから30年、今では仏教の僧侶として、世界各地で瞑想とマインドフルネスのリトリートを主催し、この複雑な時代に人間らしく生きることの意味の探究へと情熱を注いでいます。
　一方、クレアは典型的な現代女性です。2人の子どもを育てながらフルタイムで働く彼女は、日々、現代社会特有のプレッシャーにさらされています。忙しい人ほどマインドフルネスから得るものは大きいと言われますが、クレアはそのことを検証するのに最適な人物でしょう。彼女の人生がマインドフルネスによって大きく変わり、誰よりも説得力のあるモデルケースになることを、私はすぐに直感しました。クレア本人はというと、雑誌編集者という職業柄、今話題のマインドフルネスには興味津々でした。ただし関心があっても、やる気になるかどうかは別の話です。最初の数週間は、「時間をつくる」や「練習」という言葉を目にしただけで、文字どおり尻ごみしていました。
　そんなクレアが、はたしてマインドフルネスとどう向き合い、何を体験し、どう生活に取り入れていったのでしょうか。それについては、各章の「クレアの日記」をお楽しみください。

✻この本の使い方

　この本には2通りの使い方があります。1つは、8週間マインドフルネス瞑想プログラムの手引きとして、短期的、集中的に利用するという方法です（詳細は巻末の補足資料1）。もう1つは、「人生のガイドブック」として、そのときどきのニーズに応じて必要な箇所を読みかえして問題解決に役立てるという方法です。

　第1章から第3章では、マインドフルネスの仕組み、マインドフルネスの効果、マインドフルネスの始め方について説明します。実践の基本となる重要なコンセプトを述べている部分ですので、必ず最初にお読みください。第4章から始まる「実践編」は4つの部分に分かれています。

第1部：身体を愛する
第2部：心の安らぎを得る
第3部：思いやりで幸せになる
第4部：日常にマインドフルネスを落とし込む

　各章は次のように構成されています。
- 体験談──マインドフルネスを実践している女性たちからの話
- 背景情報──各章のテーマに関連する情報
- 習慣を手放すエクササイズ──固定化された習慣を手放し、ポジティブで建設的な新たな習慣を育てていくための具体的な方法
- 10分間瞑想法──各章のテーマに沿った瞑想の説明（創元社ホームページから瞑想の音声インストラクションをダウンロードできます）

　この本は問題解決のために書かれた本です。効果が出るまでに何カ月も待つ必要はありません。ほんの少しの実践でも大きな効果が期待できます。瞑想を何回か行うだけで心は安定し、自分自身との関係性も他人との関係性も

改善され、「すべてはつながっている」という感覚が増してくるのです（もちろん、実践すればするほど、その効果は大きくなるでしょう）。

　瞑想を実践するまえに、音声インストラクションを書き起こした説明文を読んでください。瞑想中にどんなことを心がければいいのかを理解しておくと、効果を最大限に引き出すことができるでしょう。

8週間マインドフルネス瞑想プログラム

　この本は、8週間にわたって順番に実践していくと、マインドフルネス体験がどんどん深まり、自分自身と他人に対する思いやりの心が育まれるように構成されています。10分間の瞑想を毎日2回ずつ行うことができれば理想的です。プログラムの構成は巻末の補足資料1をご覧ください。

第1章
もっと輝くために

　さて、ここからはあなたの出番です。マインドフルネスに取り組む理由がなんであれ、マインドフルネスはきっとその答えを与えてくれるでしょう。どうすれば、ありのままの自分を大切にしながら、他人とも心からつながれるようになるのか。どうすれば、自分の中のネガティブな部分よりもポジティブな部分を意識できるようになるのか。そして、どうすれば人生そのものを実りあるものにできるのか。そうした問いに答えを与えてくれるのがマインドフルネスなのです。

　これはなにも「新たな発見」というわけではありません。はるか昔から多くの詩人や哲学者たちがこの真理に気づいていました。たとえば14世紀ペルシャの詩人ハーフィズはこんなふうに書いています。「この光景をあなたに見せることができたなら、どんなにいいだろう。孤独なとき、暗闇に包まれているとき、あなたという存在は驚くべき光を放っているのだ」[*1]。

　人生を輝かせるなんて時間に余裕のある人たちの話だ、とあなたは思うかもしれません。でも大丈夫です。なぜなら、忙しい人ほどマインドフルネスは効果を発揮するからです。これは、山ほどある「やることリスト」にもう1つ項目を追加する、といった類の話ではありません。むしろ、ほんの少しマインドフルネス瞑想を実践することで、日常の厄介な出来事を今より効率的に処理できるようになり、落着きと満足感が増すのです。さらには、目まぐるしい現代社会では最も手にしにくく、貴重なもの——忙しさでアップアップしている頭と心にゆとりをもつこと——が手に入るのです。

安らぎと静寂を見出す

　もしあなたが、自分の人生や内面のなにかを「変えなければいけない！」といつも感じているようなら、マインドフルネスは、あなたの「あり方」を根本的に変えてくれることでしょう。マインドフルネスは、深遠や自由といった概念に深く根ざしたものです。自分のことを「傷つき、壊れていて、不完全な存在」と捉えるのではなく、私たちは皆、奥深いところでは満ち足りていて、受け入れられる存在であることを認識できるように促していきます。人生は広大な海のようなものです。海面がいかに荒れていようとも、その奥深いところには、静寂と平穏とが果てしなく広がっています。人生も同じです。マインドフルネスとは、混沌とした人生の海面から、奥深いところに広がる平穏と静寂へと私たちを導いてくれるのです。そのことを是非味わってみてください。もしかするとどこか懐かしい感覚を思い出すかもしれません。そうだとしたらそれは、身をあずけても大丈夫な場所だということを、あなた自身が潜在的に気づいているからです。そうした声はあなたの周りに常にあったはずですが、そのことに気づかずにきてしまったのです（それは、あなただけでなく、私たち皆に言えることですが）。こうした静かで穏やかな場所が、どんなに縁遠いものになっていたとしても、マインドフルネスは、あなたが自分自身ともう一度繋がることを教えてくれるのです。そうしたことができるようになるにつれ、きっとあなたは、故郷に帰ってきたときのような感覚を覚えることになるでしょう。

自分自身の親友になる

　実践編は「身体、意識、心、日常生活」の4つで構成されています。それぞれを順番に実践することで、全体として深くて豊かな気づきが育まれ、人間らしくあるとはどういうことか、自分に眠っている大事なものをどのように満たすのか、といったことが深く理解できるようになってきます。
　第1部のテーマは、身体への気づきです。ちまたでは、自分の意識を受け入れれば自分の身体を受け入れられるかのように言われていますが、じつ

は、身体と向き合うことから始めるほうが現実的で効果的なのです。マインドフルネスは2500年前から仏教の中で生きつづけてきた伝統です（コラム「マインドフルネスと仏教」を参照）。仏教徒が瞑想する際には、まず、身体への意識を高め、安定した土台をつくってから、もっと微妙で捉えるのが難しい、瞬間瞬間の心理的あるいは感情的な現象へと目を向けていきます。マインドフルネスの旅を身体への気づきから出発するのも同じ理由からです。もちろん、身体、意識、心が、互いに深くつながっているという基本原理も忘れてはなりません。何か例をあげて考えてみると、そのことはすぐに理解できます。たとえば、不安なときに胃が張ったり、怒っているときに呼吸が浅くなっているのに気づくといったようなことです。怒っていると、怒りという感情だけでなく、さまざまな考えも頭を駆けめぐり、それらが感情と渾然一体となりどうにもまとまらない状況に陥ります。そんなとき、自分の中に瞬間瞬間、生じてくる身体、意識、心に気づきやすくしてくれるのが、マインドフルネスなのです。あなたがどのように反応するかを決めるときには、その気づきは、砂浜にある潮の満ち引きの位置を示すマーカーのような役割を果たします。そのマーカーを頼りにすれば、潮にさらわれるまえに数歩下がって、広い視界を得ることができるのです。あるいは、人生の出来事を滝になぞらえてみてもいいかもしれません。マインドフルな状態とは、勢いよく流れ落ちる水に頭を打たれ、なすすべもなく転倒してしまうのではなく、滝の裏側の岩場に静かに座っているような状態です。もちろん滝の水は落ちつづけていますが、滝の裏の岩場にいるあなたは、その水の流れをゆったりと眺めることができます。人生という滝が投げかけてくるさまざまな現象に無自覚に「反応する」のをやめて、意識的に「応答する」こと——それこそが自由の扉を開くカギなのです。そのカギを手に入れるためのテクニックを、この本ではたくさん紹介していきます。

マインドフルネスと仏教

　本書ではときどき仏教について触れます。それは、仏教がマインドフルネスとコンパッション（訳注：慈悲や思いやりの心）を軸にした、宗教で

あり、哲学であり、そして人生へのアプローチだからです。仏教は、約2500年前にインド北部に生まれ、のちに「ブッダ（目覚めた人）」となった賢人の教えに支えられています。ブッダは長年の瞑想と修行をへて、無自覚な反応から意識と心を解放し、自由、愛に満ちた他者との繋がりが得られる世界に至る方法を見つけたのです。

　その後、何世紀にもわたって、仏教は多くの文化に取り入れられ、それぞれの文化に合わせて柔軟に変化していきました。西欧社会では、科学や心理学、文学や芸術との接点も多く、さまざまな学者たちが、現代社会特有のストレスや緊張を和らげるための新たな試みとして、仏教の核となる教え──その1つがマインドフルネス──を応用しようとしています。仏教には、刺激過多の現代生活の中で、平穏や静寂を求める人びとの心に強く訴えかけるものがあります。今でこそマインドフルネスは宗教色抜きで語られることが増えましたが、その原理の土台には、はるか昔に生きたブッダの経験があるのです。

　マインドフルネスの旅で、あなたは自分自身と親しくなる方法を学び、孤独から解放されていくでしょう。自分への思いやりの心を意味する「セルフコンパッション」が育てば、それによって自分を愛せるようになり、ひいては自分以外の人たちを今よりたやすく愛せるようにもなります。感情的知性が磨かれ、結婚や恋愛、職場や社会における対人関係能力も向上します。

マインドフルネスの効果

　マインドフルネスの効果は、様々な科学的な研究によって証明されています。マインドフルネスは不安、うつ、健康上の問題にともなう精神的な苦痛を改善するだけでなく、集中力、楽観性、創造性を高めることで、あなたの人生をより素晴らしいものにしてくれます。

　マインドフルネスが初めて宗教的な文脈から離れて活用されるようになったのは、マサチューセッツ大学メディカルセンターのジョン・カバットジン

博士が身体の痛みとそれに伴う苦痛の低減法として取り入れたときでした。その後、マインドフルネスが不安、ストレス、うつに対しても、薬剤やカウンセリングと同等かそれ以上の効果を持つことがわかってきています。またマインドフルネスを取り入れた精神療法であるマインドフルネス認知療法（MBCT）は、今ではイギリス国立医療技術評価機構（NICE）が推奨する治療法にもなっています[*2]。疲労やイライラといった症状に対しても、マインドフルネスは大きな効果を発揮することがわかっています[*3]。また、幸福感を高める一方で、薬物の乱用、過度の飲酒といった自己破壊的な習慣も減らします[*4]。さらには、私（ヴィディヤマラ）が開発したマインドフルネス疼痛管理法（MBPM）は、痛みに対する自己コントロール力を高め、さまざまな角度から生活の質を向上させることが明らかになっています[*5]。出産時にマインドフルネスによって身体と心を落ち着かせると、母親にも生まれてくる赤ちゃんにもよい影響があることもわかっています[*6]。

小さな子どもや思春期の子どもたちにもマインドフルネスは役立ちます。せわしない現代だからこそ、若い人たちが心の平穏と広い視野とを育めるようになることが必要です。イギリスで行われている「学校でのマインドフルネス」という素晴らしい取り組みでは、生徒たちに「.b（ドット・ビー）」というメールを送り合うように教えています。「.b」は「stop, breathe and be」の略で、「立ち止まり、呼吸をし、あるがままでいる」という意味です[*7]。忙しい生活の中でときおり送られてくるこのメッセージは、子どもたちにとって楽しみであると同時に、心を落ち着かせるよい合図にもなっているのです。

マインドフルネスの効果はそれだけではありません。マインドフルネスは、作業記憶、創造性、注意の持続時間、反応速度を改善し、精神的、身体的なスタミナとレジリエンス（訳注：立ち直る力）を強化します[*8]。また、自己認識、共感、セルフコントロール、注意力にかかわる脳の領域の灰白質を増やすことや[*9]、ストレスホルモン分泌に関連する脳の領域の活動を穏やかにします。さらには、気分を高めたり学習の促進にかかわる領域を構築していくこともわかっています[*10]。

マインドフルネスをすることで、脳がとても効率的に働くようになります。しかしその効果は、マインドフルネスをしているときだけに現れるもの

ではありません。マインドフルネスをしていないときにもその効果は持続し、その時間を最大限有効に活用できるようになるのです。マインドフルネスの時間は決して無駄な時間ではありません。元が取れるどころかお釣りが返ってくるようなものです。

　マインドフルネスはいつでもどこでも行えます。ひと呼吸すれば、もうそこにマインドフルネスはあります。今すぐにでも自分の身体に心地よく関わり、自分の意識の働きを理解し、自分の心を愛することを学んでいけるのです。その道のりは困難でも、長いものでも、複雑なものでもありません。その道のりを歩むことで、あなたは幸せであることを肌で感じ、ストレスから解放され、自信に満ち、しっかりと、そしてより穏やかにあなた自身の人生を生きられるようになるのです。

　この本は、自分自身に気づき、そしてその瞬間瞬間に、あなた自身をつなぎとめること——ちょうどそれは、滝の裏に岩場を見つけるとか、(海面を漂うのではなく) 海の奥深いところで静かに安らぐといったようなことですが——を目指した実践的なガイドブックです。あなたの今の生活、目の前の課題、そしてこの先の人生で出会うさまざまな問題にも、この本はきっと役立つことでしょう。

第2章
マインドフルネスとは？

　マインドフルネスを理解するには体験するのが一番です。8週間の瞑想プログラムを始めるまえに、短いエクササイズを試してみましょう。次の説明文を読みおわったら、さっそく試してみてください。

マインドフルネスを知るための短いエクササイズ

1. 楽な姿勢になります。椅子に座っても、床に寝転んでもかまいません。
2. 今この瞬間の身体の感覚に注意を集めます。たとえば椅子や床に接しているお尻はどんなふうに感じているでしょうか。しばらく、ありのままに味わってみます。
3. 聞こえてくる音に注意を向けてみます。音の感じは、強さや高さはどうでしょうか。とっさに何を感じたでしょうか。音のする方が気になって、そっちへ心が「飛んでいきそうに」になったら、身体の感覚に注意を戻し、耳に入ってくる音を、ただ聞きましょう。何も音がしないなら、その静けさに注意を向けておきます。
4. 呼吸に注意を集めます。呼吸と一緒に、身体のあちこちが動いているのを感じます。意識して呼吸をするときの感覚を観察します。
5. 感情を観察します。今の気分はどうでしょう。幸せでしょうか、悲しいでしょうか、いらいらしているでしょうか、安らいでいるでしょうか、それとも、どんな気分かよく分からない、でしょうか。
6. 考えに注意を向けます。浮かんでくる思考に飲み込まれずに、自分

が考えていることをありのままに見つめてみます。
7. そのまま呼吸に意識をおいて、思考や感情が浮かんでは消えていくのをしばらくのあいだ静かに見つめてみます。何かを感じようとするのではなく、瞬間瞬間ありのままの状態に気づきます。

いかがでしたか。「なんだ、こんなものか」と拍子抜けしたでしょうか。たとえそうだとしても、今あなたが人生への気づきを深める第1歩を踏み出したことは確かです。それには計り知れないほど大きな意味があります。もしあなたがふだん、無意識に次から次へと何かをしながら忙しく生きているとしたら、その「自動操縦モード」の生き方をやめて、豊かな可能性と選択肢に満ちた生き方へのシフトを始めたことになるのです。ものごとに対して自分がどう対応するかを選択できるのは、その瞬間瞬間に何が起きているかに、しっかり気づいているときでしかありません。その気づきを得るためのトレーニングを何度でも繰り返すのがマインドフルネス瞑想です。

マインドフルネスは万人向け

ソーシャルワーカーのアマンダ（39歳）は、20年間マインドフルネス瞑想を実践するうちに孤独から解放され、幸せを実感するようになりました。他人を思いやれるようになり、今は人前でも落ち着いていられるし、心は穏やかです。そのうえリウマチの症状まで軽くなりました。

アマンダは有名人でもなければ修験者でもありませんが、マインドフルネスを実践している人によく見られる、おおらかで明るく堂々としたところがあります。こうした典型的な特徴こそが、マインドフルネスの思想そのものとあいまって、多くの人びとを惹きつけ、今のようなブームへとつながっているのでしょう。今ではイギリスの国会議員も瞑想しています。イギリスでは、上下両院合せて115人が議員向けに開催された8週間マインドフルネスプログラムを修了しています（2015年6月現在）。ある議員連盟は「マインドフル・ネイション」という報告書で、医療、司法、教育、職場にマインドフル

ネスを応用することを提案しています[*1]。

　マインドフルネス初心者の多くは「突然、目が覚めたように感じる」と言います。これは自動操縦状態からマインドフルな意識状態へシフトしたということです。マインドフルネスはしばしば「目覚めた状態 (wakefulness)」や「機敏な状態 (alertness)」と表現されます。ちょっと想像してみてください。いつもはっきりとした意識を保ち、はつらつとして、気づきに満ちた人生を送れるとしたらどうでしょう。つねに賢く明晰で受容力があり、身の回りで起きていることにしっかりとかかわって、その経験を心から味わうことができるとしたら。過去や未来を思い悩むことなく、今この瞬間に自分が考えていること、感じていることを、つねにバランスのとれた広い視野から見ることができるとしたら。道端の草木の色やそこに咲く花のことも、カフェの匂いにもちゃんと気づいていて、雨が降っても、ヘアスタイルが台無しになるとイラつかずに楽しむことができるとしたら。こうした物ごとを味わえることだけがマインドフルネスではありません。マインドフルな状態とは、今この瞬間に意識的に存在しきること、そして、起きている出来事にどう対応するかは自分で選べるのだとわかっていることです。ですから、今までの習慣をやめることも、自制心を働かせることもできるのです。自分で人生のハンドルを握って前進できるのです。助手席に座ったまま、どこかへ連れていかれてしまうのとは大違いです。

　それは素敵だけど、言うほど簡単ではないと思うかもしれません。先ほどのエクササイズで、1つのことに数秒以上、注意を向けつづけることは難しいと思ったかもしれません。でもそれが普通です。私たちの心はさまようことが大好きで、それが仕事だからです。自分の心なのに、まるでそれ自体が意志をもっているかのようです。

　マインドフルネス瞑想は、さまよいがちな心を何度でも今ここへ連れ戻し、現在という瞬間に起きていることに意識を集めるための練習です。自分の心がふらふらしているのに気づいても、「ああ、注意がそれてしまった。失敗だ」とは思わないでください。ただでさえ私たち女性は自分を責めがちです。心がさまよいだしたことに「目覚めた」ときこそ、あなたは今起きている現実に集中し、気づいている状態にあるのです。それがほんの一瞬だっ

たとしても、そのときあなたはマインドフルな「奇跡の瞬間」を経験しているのです。その奇跡の瞬間を1つずつ積み重ねながら、やがては人生全体に気づきを広げるようにしていく——それがマインドフルネスのトレーニングなのです。

今この瞬間を生ききる

　マインドフルネスは本質的にとてもシンプルです。根底にあるのは「気づき」だけです。今この瞬間に気づいていること、つまり現在という瞬間にきちんと存在しきっている、ということです。
　マインドフルネス・ストレス低減法（MBSR）を考案したジョン・カバットジンは、マインドフルネスとは「ある特別な方法で注意を払うこと、つまりそれは、意図的に、今この瞬間に、価値判断することなく注意を払うことだ」と言っています[*2]。またカバットジンはマインドフルネスを「意図的」「経験的」「非断定的」とも形容しています[*3]。
　マインドフルネスは冷静で意識的な選択と行動を可能にします。そして、窮屈で反射的でストレスに満ちた人生ではなく、創造性あふれる生き方を可能にしてくれるのです。
　マインドフルネスは、出来事に無自覚に反応したり、厳しい価値判断を下したりすることではありません。あくまでも現在という瞬間をありのままに見ることです。そのためには何が起きているかを理知的に見きわめることが必要です。自分自身や他人を批判的にとらえる癖をつけることではありません。

　心をマインドフルな状態に保っていると、豊かで情緒的な気づきがもたらされます。それは、「ハートフル」な状態、思いやりと優しさに満ちた状態とも言えるでしょう。理知的な心（マインド）と情緒的な心（ハート）が気づきにつながるのです。マインドフルネスの練習を重ねていくと、どちらの心も少しずつ変貌を遂げていきます。たとえば、愛する人やわが子とマインドフルに向き合うには、冷静で分析的な目と、思いやりの両方が必要です。ものごとに対するマイン

ドフルな応答には、愛、いたわり、優しさ、関心がともないます。それは現在という瞬間の「中」に存在しきること、真の意味で今を生ききることです。現実を正直に誠実に見つめ、苦しみも楽しみも受け入れられるようになるのは、穏やかで開かれた心を持ったときなのです。

マインドフルネスと瞑想

　瞑想とマインドフルネスはよく同じものと考えられていますが、瞑想とマインドフルネスは次のような関係にあります。
　マインドフルネスは「意識の状態」を指しています。この本を読んでいるあなたは、日常をごく自然にマインドフルな状態で過ごせるようになることをめざしているのです。
　瞑想は、そうした意識を育てるための「プロセス」です。
　瞑想を実践すればするほど、マインドフルな意識は深まっていきます。
　マインドフルネスと瞑想は外国語学習によく似ています。新しい言葉を学ぶのと同じように、練習を積むうちに自然に使えるようになっていくスキルなのです。そのスキルを磨くために瞑想をするのです。心を静め、集中させ、前向きにするためには反復練習が欠かせません。ジムで身体を鍛えて体力をつけるように、瞑想によって心を鍛え、整えていくのです。
　この本で紹介している瞑想法は、あなたの中で起きていることのいろいろな面に焦点を当てていきます。焦点となるのは、あなたの身体であったり、思考であったり、感情であったりしますが、それぞれの瞑想をすべて実践していくと、今この瞬間にしっかり存在しきることができるようになります。そのときあなたは、心という暴走列車になすすべもなく揺さぶられている乗客ではなくなるでしょう。仏教では、たえずあっちへ行ったりこっちへ行ったりして抑制がきかない心を、枝から枝へ飛び回るサルにたとえて「モンキーマインド」と表現します。あなたにも覚えがあるかもしれません。こうしたせわしないサルとは対照的なのが、力強く静かにたたずんでいるゾウです。ゾウがものを見るときは、身体全体をぐるりとめぐらせて、対象物や周囲から目を離さずにしっかりとらえます。ゾウは抑制のきいた心の象徴であ

り、仏教ではマインドフルネスのたとえとして用いられています。悠然としていながら、それでいて隙がない心を意味します。

３つのタイプの瞑想法

　瞑想は仏教だけのものではありませんが、最も徹底的なメンタルトレーニング法として広く受け入れられているのは仏教のアプローチです。仏教ではおもに次の３つの瞑想法が推奨されています。

1. 集中瞑想

　落ち着きのないモンキーマインドをつかまえるための瞑想法です。心がさまようたびに、何度でも注意をもとの場所へと連れ戻します。注意を向ける対象は何でもかまいません。別名「サマタ瞑想」と呼ばれるこの瞑想法では、何かのイメージやろうそくの炎を見つめたり、心の中でマントラを唱えたりします。注意する対象として最もよく用いられるのは「呼吸」です。呼吸はたえずあなたの中で繰り返されており、特別な道具もお金も必要としません。呼吸には、さまざまな感覚や動きがあるため注意を向けやすく、刻々と変化するので退屈しないのです。

2. 観察瞑想

　心の落ち着きと集中力が高まってきたら、次に、自分の中で起きている現象そのものを観察する段階に入っていきます。その瞬間瞬間の経験を観察することで、すべてが例外なく変化しつづけていることがわかってきます。「ヴィパッサナー瞑想」または「洞察瞑想」とも呼ばれるこの方法は、あなたの心の視野を今よりもずっと柔軟で開かれたものにしてくれます。広角レンズで自分の心の中を見渡すような感じです。すると、よいことも悪いことも「すべて」をありのままに見て、受け入れ、手放すことができるようになります。ふつう、私たちの心は、不快な思考、感情や感覚は、反射的に追い出し（または追い出そうとし）、心地よい思考、感情や感覚にはしがみつこうとするものです。観察瞑想をつづけることで、特定の思考、感情や感覚にとらわ

れがちな心に、受容する力とバランスとが育まれ、反射的で無意識な反応が減ってくるのです。この瞑想は、あなたの心を大きな気づきの器へと変えていくプロセスになるのです。

3. 慈悲の瞑想

　3つ目は、自分自身と他者に優しさと思いやりを持てるようになるための瞑想です。この慈悲の瞑想は、前向きな感情を育むと同時に、心身の健康をたかめ、人との結びつきの感覚をもたらすうえ、脳そのものにもプラスの影響があるとされています[*4]。さらには、自分と他者とのあいだにとても多くの共通点があることに気づけるようになり、孤立的、対立的なスタンスではなく、仲間意識にもとづいて他者とかかわれるようにもしてくれるのです。瞑想するあなたにも、あなたがかかわる人たちにも計り知れない恩恵をもたらしてくれる、それがこの慈悲の瞑想なのです。

　最初の2つの瞑想法が、人生を変えるために必要な理解と信念と確信の土台を築くものであるとすれば、慈悲の瞑想は行動の基盤をつくるものです。マインドフルネスが生き方の軸になると、自分自身にも他人に対しても優しさをもって行動できるようになるので、あなたの人間関係は大きく変わり始めます。慈悲の瞑想は、あなたの自尊心やあなたがかかわる人たちの自信、ひいては世界全体にすら大きな影響を及ぼす可能性を持っているのです。

　3種類の瞑想法をすべて実践してこそ、大きな変容への道が開け、この本で一貫して述べている「マインドフルネス」は完成します。それぞれの章の瞑想プログラムは、これらの3つの瞑想法の要素をすべて取り入れています。呼吸への気づきによって瞑想の土台をつくり、心の動きをありのままに観察することで意識の視野を広げ、慈悲によって思いやりのある行動につなげていけば、あなたの人生のすみずみにマインドフルネスは広がるでしょう。

あなただけのマインドフルネス

　マインドフルネス瞑想の魅力は、シンプルで誰にでもできるという点にあります。やり方を理解し、必要なツールがあれば、いつでも取り組めます。

この本では、瞑想の実践法と必要なツールを教えることはできます。しかし、実際にどのようなプロセスをたどり、どのような結果が得られるかは、人によってまちまちです。思考や感情のパターンのどこがポジティブになり、生き方のどこが変わるかは、あなたがどういう人で、これまでに不健全なものの見方や習慣をどの程度ため込んできたかによるでしょう。マインドフルネスは、あなたの中に積もりに積もった塵を少しずつ取り除き、人生と人間関係を大きく変え、幸福と愛にあふれた、本来もっている自分らしさを取り戻す手助けをしてくれるでしょう。

マインドフルネスにまつわる誤解

　今という奇跡のような瞬間をしっかり生きられるようになるには、瞑想のプロセスや利点について、疑いが残っていてはいけません。ここで、よくある誤解のいくつかを解いておきましょう。

- 「マインドフルネス瞑想は宗教を信仰する人やスピリチュアルな人だけのものだ」——マインドフネスは宗教ではありません。純然たるメンタルトレーニング法です。悩み事や問題を解決し、生き生きとした人生を送るための支えになることがわかっています。
- 「社会とのかかわりの薄い閉鎖的で消極的な人間になる」——むしろ、精神的、身体的なレジリエンス（回復力、打たれ強さ）が増します。
- 「うわべばかりのポジティブさを前面に押し出すようになるだけだ」——むしろ、精神的な明晰さがもたらされます。そのことによって、人生を心から楽しみ、自分の目標を達成することができるようになります。
- 「複雑で難しい」——そんなことはありません。ただし練習は必要です。
- 「面倒くさい」——この本で紹介している瞑想はそれぞれ10分程度です。しかも瞑想で「失われた」時間はすぐに取り戻せます。心が落ち着き、集中力が増すので、生産性が上がるのです。
- 「特別な設備や専用の空間が必要だ」——この本では具体的な瞑想の手順を述べていますが、実際のところ注意の対象は何でもかまいません。この章の終わりには「アイスクリーム瞑想」が出てきます。そう、アイスクリー

ムを味わいながらでも瞑想はできるのです。それに場所を選びません。バス、電車、飛行機の中でも、どんなに忙しいオフィスでも実践できます。静かな場所で行うのがベストですが、通勤途中や職場でしか時間をつくれないのなら、その時間を利用しましょう。

マインドフルネスの真実

瞑想とマインドフルネスが近年これほどまでに盛んになった理由はなぜでしょうか。それは本当に効果があるからです。ここで女性にとってのメリットをいくつか挙げてみましょう。

● ほんの少しの実践で効果は絶大

マインドフルネス瞑想を何度か行うだけで、睡眠障害が改善されることがわかっています[*5]。多くの現代人が睡眠のことで悩んでいます。その原因は、ストレス（仕事、お金、感情的な問題）から環境（子ども、騒音、不規則な勤務時間、携帯電話やパソコンなどのLED画面）まで多岐にわたります。睡眠の質と量の改善に、女性たちがこれほど時間とお金を費やしている時代はないでしょう。でも、解決に必要なのは、ほんの少しのマインドフルネス瞑想なのかもしれません。

● マインドフルネスで変わるのはものの見方であって、人格が変わるわけではない

ハーバード大学最古参の心理学教授で「マインドフルネスの母」として知られるエレン・ランガーは、マインドフルネスとは、すべてのものがたえず変化していることに気づかせてくれるツールだと述べています。マインドフルネスによって、あなたは固定観念を手放し、柔軟な態度と好奇心でものを見ることができるようになるわけです。ランガーはこう述べています。「何ごとも視点が変われば見え方も変わります。このシンプルで当たりまえのプロセスこそが、あなたを今という瞬間に向き合わせ、ものごとの背景や全体像に気づきやすくするのです。仕事であれ、遊びであれ、人付き合いであれ、どうも楽しくない、何かおもしろいことが起きないかと待っているだけの人が多すぎます。そんなときは、ものごとの新たな一面に気づくだけで、俄

然、興味が湧いてくるはずです。気づくことはまさに活性化することなのです」[*6]。あなたも、何かやり慣れたことをぼうっとやっているときには、新たな視点、新たな心で向き合ってみてはどうでしょうか。まったく別の魅力が見えてくるかもしれません。

● マインドフルネスはストレス対策としても有効

　ストレスの多くは、未来の出来事を過度に不安がることから来ています。きっとひどいことが起きるにちがいないという決めつけや、苦労するかもしれないという思い込みがストレスを招くのです。マインドフルネスは、その種の未来への不安に気づかせてくれます。そして、それが単なる心の癖であって、真実や現実を反映したものではないことを教えてくれるでしょう。ストレスをつくり出しているのは、出来事そのものではなく、その出来事に対するあなたの見方なのです。マインドフルな視点に立てば、ストレスはあっという間に姿を消します。また、日常のさまざまなストレスともうまく付き合えるようになります。能動的にものを見ることによって、あなたは今この瞬間にしっかり存在し、ありのままの現実と落ち着いて向き合えるようになるのです。未来を正確に予測できるからストレスが少なくなるのではありません。何が起きても対処できるという気づきがストレスを少なくしてくれるのです。

　ここまで読んだだけで、もう気分が前向きになってきたのではないでしょうか。マインドフルネスのよさはこれだけではありません。ものごとへの自分の反応のしかたを変え、出来事にいちいち振り回されずにもっと「創造的」に向き合えば、それまでとは違う現実を自分の手でつくり出し、人生そのものをよりよい方向へ変えていけるのです。さらに心の落ち着きは、あなたがかかわる人の気分や行動にもポジティブな影響を及ぼし、その人がまた誰かとかかわりあって、ポジティブな影響を与えていきます。そうやって影響が世界に連鎖的に広がっていくかもしれません。

　こうした計り知れない波及効果こそがマインドフルネスの不思議な魅力です。「気づきは革命」という言葉をご存じでしょうか。この本で紹介する瞑想法や、いつもの習慣を変えるためのちょっとしたヒントを実践することは、まさにマインドフルネス革命に参加することなのです。最初は面倒な雑

用が増えただけと感じるかもしれませんが、次のような瞑想法があることを知れば、雑用どころか、ご褒美だと思うのではないでしょうか。

アイスクリーム瞑想

　まず、アイスクリームのフレーバー（味）を選びます。いつもよく食べるフレーバー以外のものを選ぶようにしてください。チョコミントや塩キャラメルのように、味のコントラストの強い組み合わせでもいいでしょう。

　包装紙やフタをはずします。家で食べるなら、食器に移してください。次にアイスクリームを観察します。しばらくのあいだ目を凝らして、アイスクリームの質感や色をよく見てみます。次は香りです。強いですか、それとも弱いですか。いくつかの香りが混ざりあっていますか。できるだけたくさんの香りを嗅ぎ分けてみます。今この瞬間、あなたの口の中では何が起きているでしょうか。まだアイスクリームを食べてもいないのに、もう唾が出てきていますか。そのまましばらくアイスクリームのことを考えながら、身体の中に湧いてくる感覚を観察してみましょう。

　さて、いよいよ最初のひとすくいを舌に乗せます。冷たいアイスが温かい口の中に入ってきた瞬間、どんな感じがしますか。アイスクリームの溶けていく感触、いくつかの香りが広がっていく感覚をじっくり感じてみましょう。コントラストの強いフレーバーを選んだ場合、それぞれの味の伝わり方は違うでしょうか。たとえば、1つのフレーバーを先に感じたあとに、もう1つのフレーバーを感じたりするでしょうか。あわてて飲み込まないで、フレーバーの余韻に浸りましょう。そのひと口分のアイスクリームを十分に味わいつくしたと感じたら、そこで初めて飲み込みます。さて、口の中の感覚は変わりましたか。今、温かさと冷たさのどちらが強いですか。口の中の体温がじわじわと戻ってくる感覚や、舌の感覚の変化を観察してみます。

　次のひと口でも、この観察プロセスを繰り返します。急いでアイスク

第2章 ♦ マインドフルネスとは？　　27

リームを口に運ぶのではなく、すべてのフレーバーと匂いを観察してから、口の中に入れ、温かさや冷たさなどの感覚に注目します。
　さて、このプロセスを繰り返して、最後のひと口を食べ終えました。今、どんなことを感じていますか。いつもと変わらないでしょうか。それともいつもよりおいしかったでしょうか。

第3章
瞑想の行い方

　さて、アイスクリームで瞑想の「味見」が終わったところで、ここからは瞑想を本格的な習慣にしていくための方法を具体的にお話しします。
　私たち現代女性は時間に追われています。でも、これから紹介する瞑想法はたった10分でできるものばかりです。お茶を1杯入れる時間や、メールする時間、あるいはお皿を食洗機にセットする時間があるなら、瞑想のための10分だって、とれそうですね。
　たしかに、その10分を家族や仕事や雑用のために使うこともできるでしょう。でも何度もお話ししてきたとおり、瞑想の恩恵は、あなただけでなく、あなたの家族や友だちにも及ぶのです。これは時間の浪費ではありません。むしろ心のエクササイズ、心のフィットネス・プログラムと考えましょう。

いつ？

　瞑想は、あなたの日課やライフスタイル、または意識が最も冴えている時間帯に合わせて行いましょう。早朝、目覚めた直後に行えば、1日中集中力とレジリエンスを高く保ちつづけることができるかもしれません。その場合は、今よりちょっとだけ早起きし、ちょっとだけ早めに眠るとよいでしょう。瞑想のために睡眠時間を削ったりしないでくださいね。
　早朝が難しければ、仕事から帰宅したあとはどうでしょうか。ただし、子どもや愛犬の世話、ベビーシッターやパートナーの要求に振り回されなければですが。寝る前でもよいでしょう。眠気に襲われるかもしれませんが、瞑想の後はぐっすり眠れるので、大きなモチベーションになりえます。

職場でも少し時間を取れるようなら、たとえばランチのあとに10分間のボディスキャン（50ページを参照）をやってみてはどうでしょう。とくに仕事中のストレスが積み重なって身体に緊張が出やすい人には、このボディスキャンはお勧めです。わずかな時間で身体を自然な状態に戻すだけで、生活全体の質が大きく改善されるでしょう。

瞑想を習慣にするには、規則正しく行うことが大切です。この本を読み進めるうちに、ときには明日の分の瞑想をまとめて今日やってしまいたくなるかもしれませんが、一定のリズムを保つようにしましょう。最低でも1日1回、10分間瞑想を行います。この本でお勧めする8週間プログラムにしたがって実践する場合は、巻末の補足資料1を参考にしてください。

どのように？

瞑想を始めたら、まず自分の内側と外側を落ち着かせ、意識を集中して静かな感覚を味わいます。難しいかもしれませんが、あきらめないでください。このとき大切なのは、能動性と受動性のバランスを保つことです。無理に何かを感じようとするのではなく、自分の思考、感情、感覚にオープンでいるようにしましょう。この静かな感覚を得るための具体的なアドバイスや指示が各章に書かれていますので、参考にしてください。

普通は、最初に目を閉じて視覚を落ち着かせます。次は身体です。座っても横になってもかまいません。触覚的な刺激が薄れて、心が落ち着いてきたら、次に、注意を内側に向けて思考と感情の癖を観察します。何の価値判断も加えず、好奇心を持って心の動きをありのままに見つめます。瞑想は気づきの実験だと思いましょう。顕微鏡で細胞の様子を観察する科学者のように、自分の心の動きをつぶさに観察するのです。とは言っても、冷淡で分析的な視線ではなく、温かく愛情のこもった視線を向けましょう。自分への思いやり（自慈心）がとくに重要になるのは、自己嫌悪、不安、心配、嫉妬といったネガティブな感情を見つめるときです。人間は誰でも、そうしたネガティブな感情を持っています。そのことに気づくための時間がマインドフルネス瞑想です。人生に悩んでいる人に接するときのように、自分自身をまるごと優し

く受け止めましょう。

どこで？

　もっとも理想的なのは、快適で静かで清潔な場所です。散らかった環境で心をクリアにすることはできません。第11章（180ページ）に自分だけの「聖域づくり」に関するヒントが書かれていますので、参考にしてみてください。

　音声インストラクションを聞くためのプレーヤー、毛布などを用意しましょう。椅子やソファに腰かけてもかまいません。携帯電話や固定電話が鳴らないように設定し、家族にも「しばらく邪魔しないでほしい」と伝えておきます。これで準備は整いました。

どのような姿勢で？

　蓮華座（あぐらの状態からそれぞれの足の甲を他方の脚の大腿部に乗せる座法）が組めなくても大丈夫です。重要なのは上半身の姿勢です。余分な力を抜いてゆったり、堂々としていることが大切です。座っても、横になっても、あるいは立ったままでもかまいませんので、いろいろ試しながら、筋肉にあまり負担をかけずにリラックスして意識を集中させられる方法を見つけましょう。

椅子に腰かける

　背もたれがまっすぐな椅子を選びます。深く腰掛けて、背もたれから背中を2、3センチ離しましょう。こうすると背骨が自然なカーブを描き、胸が広がります。また、意識が鮮明になり、気持ちが明るくなります。背もたれにクッションを置いて背中をサポートしてもかまいません。背中をなるべく無理なくまっすぐに立たせておくようにします。足の裏全体をしっかり床につけましょう。足が床にきちんと届かない場合は、クッションに両足を乗せて安定させます。

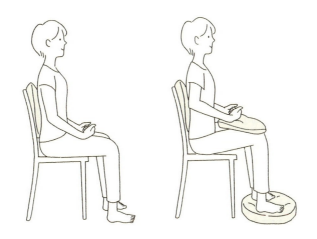

骨盤の傾き

「椅子に座る」「正座する」「あぐらを組む」のいずれの場合でも、楽な姿勢を保つためには骨盤を正しく立てておく必要があります。骨盤は上半身全体を支えており、その角度が頭、首、背骨の位置に影響を及ぼします。骨盤の傾きが正しければ、背骨は自然なS字カーブを描きます。首の後ろが無理なく伸び、その上に頭が軽く乗っています。あごはやや引きますが、それでいてのどを締めつけません。正しく立てた骨盤からは自然な角度で両脚が突き出しているので、大腿部やお尻の大きな筋肉をこわばらせることがありません。

試しに、おなかを突き出したり、背中を丸めたりして骨盤を極端に前後に傾けてみます。その中間にバランスよくリラックスできる位置があります。さらに、お尻の2つの山の下に手を挟んで坐骨を感じてみるのもいいでしょう。骨盤が後ろに傾くと上半身の体重はお尻から腰にかけてかかり、骨盤が前に傾けば恥骨まわりにかかります。骨盤がきちんと立っていると、上半身の体重のほとんどが2つの坐骨の上にかかるのです。椅子を調節して正しい姿勢になれる高さを見つけましょう。

両手をどう置くかも重要です。太ももにクッションを乗せ、その上に手のひらをあずけるか、腰にブランケットを巻き、おなかの前で両手を図のよう

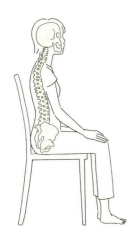 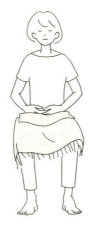 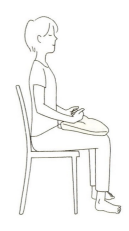

に組み合わせてもよいでしょう。こうすると、瞑想の途中で両肩が下がりすぎることなく、リラックスしたままでいることができます。

クッションを使って正座する

　正座のほうが楽な人もいるかもしれません。また、正座すると骨盤を立てやすくなります。ただし、ひざや足首に負担がかかりやすいので工夫が必要です。

　正座用のスツールやクッション、エアークッション、ヨガブロックを使ってもいいでしょう。自分に合った厚みと硬さを見つけることが大切です。図のように分厚い本などをクッションの下に置いて高さを調節する方法もあります。座面が柔らかすぎると姿勢が不安定になり、硬すぎると心地よくありません。また、高すぎれば骨盤が前傾して反り腰になり、低すぎれば骨盤が後傾して猫背になります。どちらの場合も、首や背中が痛くなったり、身体全体がこわばったりしやすいので、瞑想の邪魔になります。

　正座で足首に負担を感じる場合は、履き口を折り

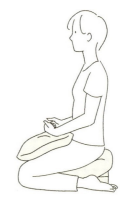

第3章 ◆ 瞑想の行い方

返せるタイプのソックスを履いたりして足首の関節を守りましょう。身近なものをいろいろ試して、あなたが最も心地よく座れる方法を探しましょう。

あぐらを組む

　楽にできるようであれば、あぐらで座りましょう。その他の座り方と同じく、反り腰や猫背にならず、背骨が自然なカーブを描くように骨盤を立てます。肩や首にかかる力を最小限にするために、椅子に座るときと同じようにクッションやブランケットに両手を置くといいでしょう。

横になる

　ボディスキャン瞑想（50ページと66ページ、音声インストラクション／Track1、2）は、通常、横になって行います。それ以外の瞑想でも、この姿勢が最も楽なら、横になってかまいません（ただし、眠くなりやすいので気をつけてください）。床にマットを敷いて横になることをお勧めします。ベッドはどうしても眠りを連想させるので、うとうとしやすくなります。それでも他にくつろげる場所がないなら、ベッドで行いましょう。

　首が自然な位置に来るように、硬めのクッションや折りたたんだブランケットを枕にして頭の高さを調節します。額があごよりもわずかに高くなり、首の後ろが無理なく自然なカーブを描いているのが最適な状態です。首

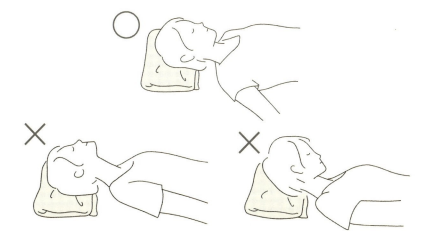

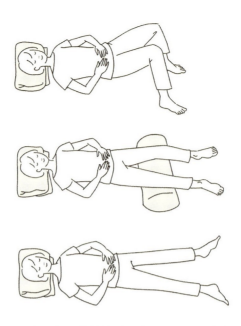

の前側が伸びすぎるのも、後ろ側が伸びすぎるのもよくありません。

　背中に張りを感じる場合は、ひざを立て、足の裏を床に置きます。あるいは、脚を伸ばした状態で、ひざ裏にボルスター(ヨガなどで用いられる硬めの円筒形クッション)、巻いたブランケット、クッションなどを置いてもいいでしょう。または両脚を少し開いてもかまいません。

　瞑想を始めて何カ月か経つと、最初のころとは別の姿勢でやりたくなるかもしれません。瞑想の最中に姿勢を変えたくなることもあるでしょう。どちらも異常なことではありません。瞑想を長く実践している人でも、ときどき動かずにいられなくなります。瞑想中に姿勢を変えたり、どこかを動かしたりする場合は、そのことに十分に注意を向けながらマインドフルに行いましょう。

注意すべきこと

　新しいことに慣れるまでには時間がかかります。期待どおりに行かないこともあるでしょう。でもそれが普通なのです。マインドフルネス・トレーニ

ングがまったく初めてという人によくある症状をまとめておきます。

楽になるどころかつらくなる
　これは良いきざしです！　ストレスや痛みは、大きな荷物だと思ってください。ずっと運んできた荷物をようやく下ろしたとき、最初に何を感じますか。ほっとすると同時に、指や手にけっこうな痛みを感じるのではないでしょうか。それまで緊張していた筋肉や腱や靭帯が緩んで、自然な状態に戻っていくからです。瞑想を学び始めた直後もこれと同じ現象が起きます。ストレスのせいで溜まっていた緊張を瞑想によって手放そうとすると、身体が自然で健全な状態に戻るまでのあいだ、しばらく痛みを感じることがあるのです。

眠くなる
　眠くなるのは、気づきが深まって、身体と心がつながり始めたきざしかもしれません。あなたがずっとストレスにさらされてきたなら、疲れがたまっているはずです。緊張がほぐれてきたからこそ、その疲れが眠気となって現れるのです。うとうとしたら、身体を少し休めることができたと喜びましょう。そしてまた瞑想に戻りましょう。不眠に悩まされている人は、むしろ眠気を逆手にとって、就寝前に瞑想すればいいのです。
　不眠症ではない人は、日中の最も目が冴えている時間帯に瞑想しましょう。慣れてくると、くつろぎながら「覚めている」ことが上手になっていきます。やがてエネルギーが回復してくるのを感じるでしょう。

パニックになる
　じっとしていることに慣れていない人にありがちな現象です。ゆっくり息を吐いて、重力に身をまかせるようにすると、まさに「地に足をつけている」ような安定感と安心感が広がり、パニックはじきに消えていくでしょう。

心がさまよう
　すでにお話ししたとおり、気が散ってしまうのは失敗ではありません。心

はもともとさまようのが仕事なのです。瞑想とは何度でも「今、この瞬間」に注意を戻していくトレーニングです。「こうあるべきだ」という思いは手放しましょう。心がさまよいだしたことに気づいた瞬間こそが、マインドフルな瞬間です。気づくたびに、「今、この瞬間」に注意を戻して、そこからまた瞑想を始めましょう。

痛みやそわそわ感がある

　痛みを感じたり、そわそわしたりするときも、チャンスです。今ここに注意を向けつづけられるかどうか、そして意識的に痛みやそわそわ感に対応できるかどうかを確かめる機会ととらえましょう。くつろぎ方をいろいろ試してみましょう。痛みや違和感を我慢するより、姿勢を取り直してみるといいかもしれません。心が落ち着かないから、身体が落ち着かない、というときもあります。そういうときは、姿勢を安定させてじっとしていると、心が静まってきます。瞑想中に身体を動かしたくなるのは、ほんとうに痛みがあるからなのか、それとも心理的な落着きのなさから来ているのか、自分を見つめてみましょう。前者だとすれば、身体を動かせば楽になるかもしれませんが、後者だとすれば、じっとしているほうが落ち着くでしょう。

呼吸の重要性

　瞑想で中心的な役割を果たしているのが呼吸への気づきです。私たちは呼吸をおろそかにしがちです。呼吸は生命維持に欠かせない最も基本的な営みの1つでありながら、あまりにも自然に無意識のうちに行われるため、私たちはほとんど気づかずにいます。呼吸はつねに繰り返されています。吸って吐いてを1回とすると、人間は1日に2万2000回、1年間に800万回呼吸しています。

　では呼吸を意識することがなぜ重要なのか、そしてなぜ呼吸を瞑想法の土台にしてきたのかを見てみましょう。

●**呼吸は意識を集中させやすい**——マインドフルネスは集中力を高めていく

メンタルトレーニング法ですから、途切れがちな集中をつなぎ止めておくものが必要になります。呼吸はつねにあなたとともにあり、簡単に注意を向けやすいので便利なのです。

- 呼吸に気づくことは身体に気づくこと──自分の身体に対してマインドフルになることは、ストレスを和らげ、心と身体のつながり、つまり「全体性」を感じながら生きていくためには欠かせない要素です。呼吸にともなう感覚と身体の動きに何度も意識を集中させていると、身体への気づきが「初期設定」になり、頭中心の生き方やお決まりの思考パターンから抜け出すことができます。呼吸の感覚に気づくことは、自動操縦のような無自覚の呼吸ではなく、直接的な体験として呼吸を感じることであり、その瞬間、あなたは身体に気づいていることになるのです。

- 呼吸への気づきは「今、この瞬間」に意識をつなぎ止めてくれる──呼吸に注意を向けてみます。吸う息でおなかが少しふくらみ、吐く息でおなかがへこんでいくのがわかりますか？　胸の動きは感じられますか？　その動きはいつ起きているのでしょう？　過去ですか？　未来ですか？　そう、お気づきのとおり、あなたがじかに体験できる呼吸は、今この瞬間の呼吸以外にはありません。呼吸への気づきは、「今この瞬間を生きる」ことを実感する近道なのです。

- 呼吸への気づきは、ストレスや困難に対処しやすくしてくれる──ストレスフルな体験を避けようとしたり、抵抗したりすると、知らず知らずのうちに息をひそめていたり、呼吸の自然なリズムを崩したりしがちです。すると緊張が高まって、ストレスが生じ、また呼吸をひそめて、緊張し、ストレスをためる……という悪循環が始まります。この悪循環を知っていれば、次に息をひそめて緊張している自分に気づいたとき、その瞬間、深い呼吸を取り戻し、心を落ち着かせることができるのです。

呼吸についてさらに掘り下げて知りたいという人は、巻末の補足資料4「呼吸を知る」を参考にしてください。

全身呼吸

　最も理想的な形の全身呼吸は、穏やかに、自然に身体じゅうでリズミカルな動きが繰り返されることです。あなたがとくに何か努力する必要はありません。呼吸のしかたは身体が知っています。マインドフルネスを学ぶと、あなたが身体の自然な動きを「邪魔」しないでいられるようになります。身体に呼吸をまかせましょう。イメージしましょう。息を吸うたびに全身の細胞の1つひとつが少し広がり、息を吐くたびに少し縮んでいます。優しく穏やかな呼吸のリズムに全身が揺られているのを感じましょう。

　呼吸に気づくと、マインドフルネスの核心にある、ものごとのとらえ方が大きく転換していく、その入り口に立つことになります。呼吸に気づけば、あなたは「流れとともに生きる (live with flow)」ことを直接体験できるようになるのです。

　仏教には、すべてのものはつねに変化しつづけているという考え方があります。私たちが苦しむのはその真理に逆らって生きるからです。宗教と切り離されて一般社会に広がったマインドフルネスにおいても、この真理は核心なのです。

　身近なところに目を向ければ、すべてが変化しつづけているとよくわかります。昼は夜になり、やがて夜が明けてまた昼が巡ってきます。身体は年齢とともに変化します。空模様も一定ではなく、雨の日もあれば晴れの日もあります。マインドフルネスの視点からすれば、こうした観察はまだまだ表面的なものにすぎません。この世に変わらないものなど、絶対的に「何ひとつない」のです。固くて密なものに思われる、あなたの骨格さえもつねに変化をつづけています。全身の骨の細胞は7年ですべて入れ替わります。その細胞をつくっている原子さえも不変ではありません。仏教徒ばかりでなく量子物理学者たちも言うとおり、生命にはしっかりとしがみついていられるような根本的な本質は何1つないのです。

　自己意識やアイデンティティ、あなたが自分のものだと思って握りしめている考えや判断や悩みごとも、すべて流動的なものにすぎません。マインドフルネスによって学ぶのは、それらを手放し、時々刻々と移り変わっていく

現実をあるがままに眺めることです。
　たえず身体を出たり入ったりしている呼吸にも、2度と同じものはありません。1回ごとに違うリズムを刻みながら、寄せては返す波のように移り変わり流れています。瞑想は、初心者にとっては、ただ静かに横になっているだけ、もしくは座っているだけのものに思えるかもしれません。でも、呼吸の奥深くへ注意を向けていると、やがては、身体のダイナミックな変化が感じられるようになります。この本の瞑想プログラムが究極的にめざすのは、あらゆるものは変化し流れつづけているという、この真理とともに人生を生きられるようにすることなのです。
　さて、理論をお分かりいただいたところで、いよいよ実践に入りましょう。

第 1 部

身体を愛する

第4章
身体を落ち着かせる

　緩和ケアの看護師だったシャロンは、難病を患ってからマインドフルネスを実践するようになりました。彼女の話に耳を傾けてみましょう。

シャロン（62歳）の場合

　兄弟をたてつづけに2人も亡くして、私が精神的に参っていたころ、脚にも痛みが出始めました。職業柄、医療に疎いわけではありませんが、女性にはよくあるように、自分の症状には見て見ぬふりをしていました。でもついに、ページェット病という原因不明の骨の病気と診断され、大量の投薬しか治療の手立てはないと言われてしまいました。プライベートにも仕事にも大きな影響が出ました。自分では何となく、この痛みは兄弟を亡くした悲しみと関係しているのではないかと感じていたのですが、どうすることもできないまま症状は悪化する一方でした。

　そのうち、ある開業医から勧められてヨガを体験しました。レッスンの最後に少し瞑想を行ったあと、マインドフルネスという疼痛管理の方法があると聞きました。それでさっそくマインドフルネスのセッションを受けに行ったのです。

　それは驚くような体験でした。まず、横になって呼吸に集中し、その呼吸が持つ癒しの力に気づくように言われました。それからボディスキャンを始めると、身体と心の結びつきを取り戻して、久しぶりにすっかりリラックスできたのです。

　それ以来、8年間毎日、ボディスキャンを実践しています。今では生

活の基本になっています。さまざまな習慣も変わりました。

　現代人は、男性も女性も、ほとんどの時間を自動操縦モードで過ごしているのではないでしょうか。とくに女性は自分以外の存在、たとえば夫や子どもやペットのことを優先しがちですよね。私は、自分自身をしっかり中心に据えて、自分のニーズに気づいていることの大切さを知りました。今の自分にとって何が最良なのかを考えもせずに行動していると、心がすっかりバラバラになってしまうのです。だから、ボディスキャンで自分の身体に意識を向け、そこに深くとどまって、心を落ち着かせることを習慣にしています。おかげで人生が大きく変わって、さまざまな人間関係もよくなりました。

なぜ身体から始めるのか

　女性のイメージといえば、まるで若くてきれいな肉体だけが唯一の価値であるかのようなものばかりです。女性の外見はこうあるべきというプレッシャーは、生活のあらゆる面にはびこっています。そんな中で、「身体からマインドフルネスの旅を始めましょう」と言われると、あなたは違和感を覚えるかもしれません。

　でも、身体と心のつながりが薄いままでは、真にマインドフルな状態にはなれないのです。社会から押しつけられたイメージに自分を合わせようとするのではなく、自分らしさを認め、自分の身体に誇りを持つこと、自分の身体の真価に気づくことは、マインドフルネスの重要なポイントです。日々、私たちは思考で頭でっかちになるあまり、身体やその感覚をおろそかにしています。しかも、そのことで大きな代償を払っているのです。身体はあなたという存在の一部だということを忘れないでください。

　自分の身体への不安や身体とのつながりの希薄さは、その原因が現実的なものであれ（自分の思うように身体が動かない等）、心理的なものであれ（自分の理想とする美しさや他人が期待するような美しさの基準を満たしていない等）、あなたの心をむしばんでいく恐れがあります。自意識過剰から引っ込み思案になった

り、人に妬み嫉みを抱くようになるかもしれません。あの人は私よりも身体能力がある、私よりもきれいだ、私よりも背が高い、私よりも痩せている、という具合に。そしてそこから悪循環が始まります。自分の身体を嫌えば嫌うほど、身体との関係は疎遠になり、その結果、ますます頭でっかちでストレスだらけの不安な状態に陥り、さらに身体から遠ざかっていくのです。

　それとは対照的に、自分の身体にもっとマインドフルになり、身体がいかにすぐれているかということに気づけば、どんなジムでも鍛えられないほど強靭な「コア」が得られます。そのコアは、さまよいがちな心を何度でもつなぎ止めてくれる錨（アンカー）の役割を果たします。だからこそ、身体はマインドフルネスの旅の出発点にふさわしいのです。

交感神経と副交感神経

　これには生物学的な根拠があります。身体にマインドフルな意識を向けると、神経系のリラックス作用を司る部分が活発になり、そのことが今度は身体全体と心に大きな影響を与えるのです。

　神経系とは脳と全身のさまざまな部分をつなぐ通信網のようなもので、脊髄を経由して情報が伝達されます。脊髄は脳から背骨の中を下っている細長い神経組織で、途中から枝分かれして全身のさまざまな部位につながっています。こうした神経ネットワークの一部に自律神経系があります。自律神経は身体の活動の中でもあなたが意識する必要のない部分（呼吸、消化、発汗など）の多くを司っている神経で、交感神経と副交感神経の2種類に分かれています。

　突然のストレスやショック（たとえば、事故を目撃する、事故に遭う）に対し、身体を対応させるのが交感神経です。恐ろしいこと、不安なこと、緊張するようなことが起きると、交感神経の作用で心臓の鼓動が速まり、ふだんよりスピーディに血液が送り出され、身体が必要な行動を取れるようになります。交感神経が活発になると、血中にはアドレナリンという神経伝達物質が放出されます。アドレナリンには、骨格筋のパワーを強めて、すみやかな逃亡や反撃を可能にする働きがあります。こうした交感神経のプロセスは「闘

争－逃走（fight-flight）」反応と呼ばれ、進化の途上で人類が獲得した生存メカニズムの1つです。はるか昔、私たちの祖先が洞穴に暮らしていたころには、目の前の危険から逃げだすか、闘うか、というとっさの反応が生死を分けました。

　一方、交感神経とは逆方向の働きをしてバランスを取るのが副交感神経です。副交感神経は身体を休ませたり、食べものから十分に栄養を吸収できるように消化を促したりします。このプロセスは「休息－消化（rest-and-digest）」反応、もしくは「安らぎ－つながり（calm-and-connect）」反応と呼ばれます。身体へのマインドフルな気づきを発達させると、このプロセスが活性化されて、ストレスが和らぐのです。

どうやって身体を落ち着かせるのか

　では実際にどうすればいいのでしょうか？
　私たちは五感によって外界の事象を経験します。そのような直接的、根本的な経験は「1次的体験」と呼ばれます。その1次的体験に私たちが解釈を加えたもの、つまり、考え、悩み、分析し、判断を下し、合理化して、概念化したものを「2次的体験」と言います。ストレスにさらされたとき、人はこの2次的体験モードに偏りがちになります。自分が置かれている困難な状況について頭を悩ませ、分析し、解決しようとしますが、その瞬間、身体に生じている感覚にはほとんど気づきません。
　皮肉にも、ストレスフルな状況から抜け出そうと「考えれば考える」ほど、ますますストレスを感じるようになり、頭と心と身体にさまざまな悪影響が出てくるのです。頭は思考に占領されて、コントロールがきかずに堂々巡り、心は不安や怒りや恐怖に押しつぶされそうになり、心臓はドキドキ、口はカラカラ、手のひらは汗びっしょり……。不安や恐怖で交感神経が刺激され、その結果、闘争－逃走反応にスイッチが入ることは、石器時代に猛獣から逃げるときには有効だったでしょう。でも、現代に生きる私たちが、受信トレイにたまったメールや、いっこうに動かない渋滞の列や、かんしゃくを起こして泣き叫ぶ我が子を前にしたときの反応としては、ふさわしくありませ

ん。私たちは、知らず知らずのうちに、交感神経がつねに優位な状態に置かれるような生き方をしています。その習慣がさまざまな健康問題の原因になっているのです。

　でも、大丈夫です。思考の堂々巡りと交感神経の働きすぎを止める有効な方法があります。それは意識の前面に身体的感覚を持ってくることです。次から次へと身体に生じる感覚に意識を向けていれば、同時に、妄想や悩みごとに没頭することはできません。マインドフルネスのトレーニングを通じて五感による1次的体験への気づきを豊かにし、ものごとをあるがままにとらえるようになれば、精神的、感情的な悪癖からぬけやすくなります。身体の感覚に意識の焦点を移した瞬間、それまであなたをとらえていた不安や妄想は消えていきます。しばらくすると、不安や妄想がぶり返してくるかもしれませんが、そのときはまた身体に注意を集めればいいのです。

　こうして妄想や不安に駆られやすい思考の癖を「つかまえる」ことができるようになると、少しずつ落ち着きが広がっていきます。思考が無駄だというのではありません。計画を立てたり、問題を解決したりすることは人生において重要です。けれども、何について、いつ、どんなふうに考えるかを自分で選べるほうが、素敵でしょう。

身体との結びつきを取り戻し、リラックスし、ストレスを減らす

　現代ほどくつろぎが必要な時代はないでしょう。すでにお話ししたとおり、自分のための時間をつくることは、わがままでも何でもありません。もしあなたがものごとに一喜一憂して、気分を激しくアップダウンさせるような生活を送っているとすれば、あなた自身の幸福感が損なわれるばかりか、周囲の人をいらだたせたり、疲れさせたりして、不幸にするかもしれません。マインドフルネスによって、日ごろ働きすぎの神経に充電時間を与えれば、とがっていた気持ちが丸くなって、あなたは付き合いやすい人間に変わっていくでしょう。怒りっぽさが和らいで穏やかになれば、結局はものごとをこなす能力も上がります。マインドフルネスはあなたの人生と愛する人たちの人生を改善するのです。

では、さっそく始めましょう。次に紹介する「習慣を手放すエクササイズ」を最低でも1週間、毎日実践してみてください。1回に少なくとも10分はつづけましょう。

〈習慣を手放すエクササイズ①〉

自然とふれあう

　自然界は癒しとストレス発散の強い味方です。あなたの視野を広げ、心身の不調を整え、怒りを静め、神経をなだめる力があります。毎日ほんの少しでもいいので自然とふれあって、呼吸やさまざまな感覚の変化を味わってみましょう。庭に出てみるとか、近くの公園まで散歩するとか、時間に余裕があれば、遠くの海や山に足を伸ばすとか。外へ出られない日は、窓越しに景色を眺めるのもいいでしょう。どこにいても、そこにある自然をできるだけマインドフルに取り込んでみます。

　その場所から何が見え、何が聞こえ、どんな匂いがしますか？　地面や草木の感触はどうですか？　ざらざらしている？　つるつるしている？　柔らかい？　今度は目を閉じて耳を澄ませます。風の音、遠くの車の音、虫や鳥の声……。現れては消えてゆく、1つひとつの音に意識を向けていきます。

　腰を下ろしてリラックスしましょう。呼吸のリズムも、それにともなう身体の感覚も、たえず移り変わり流れています。どこかに違和感があるとすれば、それもまた生じては消えていくままに味わいましょう。自分の内側も、外の世界も、たえず変化していることに気づいていきます。

　立ち上がって歩くときも、ときどきスピードを変えながら、足の裏から伝わってくる地面の感触、筋肉や関節の動き、両脚の揺れが変化するのを味わってみます。自然なリズムで呼吸をします。

　このエクササイズを実践していると、感覚的経験と思考との関係に気づくかもしれません。感覚を思いきり味わっているあいだは、考えごとは減るでしょう。でも、そのうちにまた考えごとが始まります。たとえ

> ば、今度あの人に会ったら、こんなふうに言い返してやろうとか。そうやってあれこれ悩んでいるあいだは、さっきまで意識の前面にあった感覚の世界は背景へ追いやられていることでしょう。

　感覚への気づきを豊かにするために、こんなチェックリストをつくってみてはどうでしょうか。

> 〈習慣を手放すエクササイズ②〉
> ## 五感をフルに活用し、ポジティブに味わう
>
> 　五感とは何であるかを頭で理解していても、実際に感覚が生じたとき、それがもたらすポジティブな感情も含めて、すべてをしっかり味わうことはできていないのではないでしょうか。
> 　沈む夕日の雄大な眺め、刈り取ったばかりの草の匂い、新鮮な食べ物の味、温かくて優しいものの手触り、誰かの笑い声……こうしたシンプルな喜びをしっかり取り込んで味わいたいものです。
> 　そこでお勧めするのが、五感をフル活用することで味わえる、何気ない喜びや楽しみを一覧表にしてみることです（チェックリスト参照）。あなたの世界がどれだけ喜びであふれているかに気づき、その喜びを十分に味わうことが、心身の幸福につながるのです。

　巻末の補足資料2を利用してチェックリストをつくりましょう。チェックリストが完成したら、自分が五感の働きに日ごろからちゃんと気づいているかどうか、どうすれば五感の喜びをもっと味わえるか考えます。自分の好きなものに出会ったら、積極的にその美しさを味わえますか？　お気に入りの歌が流れてきたら、一心に耳を傾けられますか？　そして、自分が喜びとするものがどんなにシンプル（かつ安価）なものかということにも気づきます。

五感をフル活用するためのチェックリスト

視覚	聴覚	嗅覚	味覚	触覚
夕日	窓に当たる雨	ラベンダー畑	その日飲む 最初の1杯のお茶	素肌に当たる 日光や風
牧草地ではねまわる 子羊たち	我が子が 弾いているピアノ	ベーコンの 焼ける匂い	晩に飲む 最初の1杯のワイン	長い1日の終わりに 入る熱いお風呂
春、いっせいに芽吹 き始める庭の草木	木々を吹き抜ける風	淹れたてのコーヒー	チョコレートムース	絹
薔薇の花びら	お気に入りの1曲	刈り取ったばかりの 草地	冷たい アイスクリーム	馬の鼻づら
笑い合っている2人 の人たち	パートナーの声	スイートピーの花束	よく冷えた水	新生児を 抱いたとき
浜辺に 打ち寄せる波	落ち葉を踏む音	パンが焼ける匂い	ミント入りの歯磨き ペースト	ユーカリの木の肌
駆ける馬	のどを鳴らす猫	香料入りキャンドル	塩キャラメル	素足で歩く砂浜
大好きな色	夜中のフクロウ	たき火	焼きたてのパン	洗いたてのシーツを かけたベッド
長い1日の終わりに たどりついた我が家	風が運ぶ 子どもたちの笑い声	お気に入りの香水	チョコレート	運動のあとの 冷たいシャワー
ごうごうと燃える火	静寂！	できたての スムージー	大好きなケーキ	プールに 飛び込むとき
池の魚		我が子の肌		ジャクジー

　夕日の美しさにうっとりしても、夏草のすがすがしい匂いを胸いっぱい吸い込んでも、お金はまったくかかりません。

　こうした身近な喜びを忘れないように、あなたのチェックリストをときどき見返すといいでしょう。

ボディスキャン瞑想

　これから行う瞑想は、呼吸の感覚を大切にしながら、身体じゅうのさまざまな部分に意識を導いていくボディスキャンという手法です。

　実践に入るまえに、必ず以下の音声インストラクションの書き起こしを読んでおきましょう。具体的にどんなことを行うのかをあらかじめ把握しておきましょう。

呼吸の動きを感じるボディスキャン瞑想

※音声インストラクションは創元社ホームページから聞くことができます。
右のバーコードからも音声ダウンロードページにアクセスできます。

準備

　できるだけ楽な姿勢をとります。ボディスキャンは通常、横になって行いますが、椅子に腰かけても、立ったままでもかまいません。途中で痛みや違和感を覚えたら、姿勢をとり直しましょう。この音声インストラクションでは横になって行うことを想定しています。それ以外の姿勢で行う場合は、必要に応じて調整してください。

　ベッドか床に横になり、両手のひらをおなかの上にそっと乗せます。肩の力を抜き、顔の緊張を緩め、目は軽く閉じます。

　両脚は自然に伸ばしておきます。腰に痛みがある場合は、ひざの裏にクッションを当てるか、両ひざを立てて腰の幅に開きます。

　重力に身体をまかせるようにして、姿勢を安定させます。

開始

　では身体のさまざまな部分に意識を向けて呼吸の動きを感じてみます。

　まずはおなか。吸う息でおなかがふくらみ、吐く息でしぼむ。呼吸のリズムを無理に変えようとせず、ありのままの動きを感じます。

　今度は胸。吸う息であばら骨が広がり、吐く息で元に戻る。呼吸とともに肺がゆったりとふくらんだりしぼんだりするのを感じます。

　今度は胸とおなかの境目にある横隔膜。吸う息、吐く息とともに、この横隔膜も広がったり縮んだりしています。

　両手のひらに、おなかや胸のうねりが伝わってきます。

　次は身体の後ろ側。お尻の余分な力は抜いて、腰から背中の上のほうへ、ゆっくり意識を移動させます。呼吸とともに、背中側でもあばら骨

と肺が、ふくらんだりしぼんだり。床に触れている背中がゆったりとうねっているのを感じます。

　今度は肩。左右の肩の力をすっと抜いて、腕、ひじ、手首、指先へ意識を移します。しばらく指先に意識をとどめたら、手首、ひじ、腕をとおって、肩まで戻ります。次に首を伝って頭へ。

　頭の重みをずっしりと枕にあずけたら、顔の緊張をほどきます。唇、ほほ、まぶたの力を抜いて、舌の付け根とあごもリラックスします。今、喉の奥で、楽に、息が出入りしています。

　意識をゆっくり脚の付け根まで降ろします。ももを伝って、ひざ、すね、ふくらはぎ、足首、足の裏、足の甲、さらにつま先まで。足の指のこわばり、緊張、ありのままの状態を観察します。何も感じなければ、何も感じないことに気づきます。

　少しずつ、身体全体に意識の輪を広げていきます。下半身、上半身、腕、首、頭……。息をするたびに、身体全体が広がったりしぼんだり。

　身体のどこかに痛みや違和感があれば、呼吸の波でゆったりマッサージします。吸う息、吐く息に、優しさといたわりを乗せて、送り届けてみます。

　つねに流れつづけている呼吸。感覚、思考、感情も移り変わる。一瞬一瞬、変わりながら流れていく様子を、ただ、ありのままに眺めます。

終了

　少しずつボディスキャンを終わりにします。目を開いて、ゆっくり手足を動かします。ひざを曲げ、身体を左右どちらかに倒します。上半身を起こしたら、もう少しだけボディスキャンの余韻に浸ります。あわてずのんびりと日常生活に戻ります。

クレアの日記

第1週：ボディスキャン

1日目

　夜9時半。夫は出張中。娘（6歳）をやっと寝かしつけた。あの子にはほんとうに手こずらされる。ふだんなら私も今ごろベッドに入っている。生活のペースについていくには、早寝するくらいしか手がないのだ。でも今晩はちょっと神経が高ぶっているし、こんなふうに家の中が静まり返っているなんて、めったにないチャンスだ。テレビを見ようかとも思ったが、おもしろい番組がないし、瞑想で横になるのは魅力的。2階のベッドへ直行して瞑想の音声インストラクションをセット、再生ボタンを押すと、優しく落ち着いた声が部屋じゅうに広がった。

　すぐにリラックス。思っていたより悪くない。でも、集中していたのは何秒かだけ。すぐに庭の物音に気を取られた。猫が物置小屋に入ろうとしているのかも。起き上がって見に行こうか。いや、物置には外から鍵をかけたんだっけ。そんなことをしばらく考えてから、ようやく瞑想に戻った。

　おなかに意識を、というくだりで、うへっと思った。たいていの女性は、おなかなんて意識したくないんじゃないかな。でも呼吸の動きの感覚はすぐにつかむことができた。私だってやればできるんだ！　そんなときまた外で物音。今度は玄関のほう？　いったい何だろう？

　今度は顔をリラックスさせよ、という指示。うわぁ、私の顔ってこんなにこわばっていたのかとびっくり。あご、奥歯、口元。どこか1カ所をゆるめると、別のどこかがこわばる。リラックスしようとして、ますますがんばってしまう。何と皮肉なことか。思わず笑ってしまった。その拍子に指示を聞き逃したことに気づく。次は気をつけよう。

しばらくしてまた瞑想に戻る。呼吸に優しさを乗せる、ってどういう意味だろう？　とにかく呼吸に集中しよう。そのうち優しさがやってくるかもしれない。
　ボディスキャン瞑想が終わって、すぐに寝ることにした。いつもよりリラックスしている。夫がいない夜は神経質になるのに、この日はぐっすり。

2～7日目

　最初の瞑想でやる気になった私は、そこからの数日間はいろいろな時間帯を試してみることに。自分に合っているのがいつか見きわめようとしたのだが、これが案外難しい。せっかく早起きしたら、瞑想の真っ最中に息子（3歳）が起きてきた。翌朝は遅刻するのが心配で、何度も携帯を見てしまった。次の日は、子どもが生まれてから初めてこんなに朝寝坊したかというくらい寝てしまって……。
　そこで瞑想時間を夜に戻してみた。いつもよりさらに早く2階へ上がって、寝る前に行う。でも30分後、夫が寝室に上がってきたときには、音声インストラクションが流れる中、私は服のまますやすや眠っていたそうだ。
　次の日はランチタイムにオフィスで椅子に座ったままやってみた。こっそり昼寝しているみたいで、すごく気分がよかった。でも途中で職場の誰かが突入してきたので断念。
　いろんな時間帯を試したがどれもうまくいかない。ヴィディヤマラに相談すると、量よりも質が大事だという。毎日この時間と決めて、無理にそれに合わせようとするより、週末とか、辛うじて疲れていない平日の夜とか、時間があるときに10分でも15分でも真剣に取り組むべしと。
　よし、それでいこう。瞑想を喜んでいるのは私だけじゃないみたい。身体も喜んでいるのだ。以前よりも自分の手足やさまざまな器官とのつながりを感じている。心身が調和しているのか、とても調子がいい。
　ヴィディヤマラに話すと、ボディスキャンに失敗はないのだと言

う。自分が感じていることに気づいた瞬間、それがたとえ顔のこわばりであっても、ちゃんと気づけたわけで、無理にリラックスしようとする必要はない。つまり、ボディスキャンは単なる「リラックス・エクササイズ」ではなくて、気づきのトレーニングであり、リラックスはうれしいおまけ、ということなんだ。

第5章
身体を受け入れる

　慈善団体に勤めているリンは、完璧さが至上命題とされるような社会で、自分の身体にポジティブなイメージを持ちつづけることの難しさを実感しています。

> **リン（26歳）の場合**
>
> 　15歳のときにストレス解消のために瞑想を勧められましが、本格的にマインドフルネスに取り組んだのは25歳のときです。10代は潰瘍性大腸炎にずっと苦しめられていたのです。
>
> 　17歳で結腸の切除術を受けて、1年間、人工肛門で過ごしました。手術後の自分の身体が嫌で嫌で、ほんとうにつらかった。20代に入ってからは食物不耐症が加わったことで、おなかが痛くならない日はありません。17歳であれほどつらい思いをして受けた手術はいったい何だったのでしょう。結局「奇跡」は起こらなかったじゃないか、と思いました。そのうえ25歳のときには、大腸憩室炎という、腸壁のふくらみ部分に膿がたまる病気になり、そのまま悪化すれば、永久に人工肛門が必要というところまできてしまったのです。
>
> 　追い詰められた私は、病気をコントロールしたい一心で、ありとあらゆるダイエット、薬剤、ハーブ療法を試しました。でもどれも効果がなくて、瞑想は最後の望みでした。瞑想すれば、ストレスが和らいで、痛みのコントロールが改善できるのではないか、もし人工肛門を避けられないとしても、鏡に映る自分の姿をちゃんと愛せるようになりたい、そ

う思ったのです。

　その後、さいわいにも大腸憩室炎はなくなりました。瞑想でおなかの痛みが治まるわけではありませんが、痛みに対する反応が変わります。痙攣が起きても、動揺しなくなりました。

　瞑想を日常的に行っていると、そうでないときに比べて、ネガティブな気分になりにくいようです。ストレスとの付き合い方がわかってきて、痛みに悩まされることが減りました。自分で身体の緊張に気づくと、積極的にその緊張を手放したり、ストレスの原因を考えたりできます。自分の人生を、さまざまな制約も含めて、バランスよく見ることができるようにもなりました。

　朝晩1回ずつボディスキャンを実践しています。朝は通勤電車で、夜は疲れていなければ帰りの電車でも。毎朝、すっきりとリラックスして仕事に向かえるのはいいことです。帰りは帰りで緊張をほぐすことができます。

　瞑想とは、自分自身を正直に見つめ、欠点も含めてありのままを受け入れること、自分自身を知り、その瞬間瞬間の感情や感覚と調和することです。外見ばかりにとらわれて内面を置き去りにしがちな慌ただしい生活の中で、瞑想は、一瞬、立ち止まって自分を振り返るためのシンプルなツールになっています。瞑想から得るものは人によってさまざまでしょう。私は自分を完璧に見せようとしてしまうところがありますが、瞑想のおかげで、新たな気づきを得て、忙しさに流されずにいられるようになりました。瞑想は現代女性にとても役立つと思います。

身体から始める

　リンほどの深刻な病気ではないとしても、身体に何かしら悩みを抱えている女性は多いのではないでしょうか。現実的に問題があるのか、それともただ自分が問題だと感じているだけなのかは別として、そういう人は、たいてい、今の自分の身体に満足できずにいます。でも、自分の外見や身体に完全

に満足できるようになる方法は存在します。しかもそれはダイエットでもエクササイズでもありません。

　前章では、呼吸を通じて身体への感覚を育てることの重要性について学び、ボディスキャン瞑想を行いました。ここからは、そのプロセスをもう一歩進めて、身体への感覚を優しさで満たし、ありのままに受け入れることを学んでいきます。

　人間は一人ひとり違う──誰もが頭ではわかっているつもりではないでしょうか。「不完全さは個性だ」とか「欠点があるから美しい」とか、あなたも自分に言い聞かせてきたかもしれません。でも、ちょっと待ってください。人との違いを「不完全」「欠陥」と考えるのは、そもそも、理想はこうだという決めつけがあるからではないでしょうか。つややかな髪でほっそりした美人ばかりを映し出すメディアにも責任はあるでしょう。でも、私たち自身の生き方や自分のとらえ方にも、それと同じくらい原因があるかもしれません。私たちは文化的な条件づけによって自分自身を定義しているのです。

瞑想のヒーリングパワー

　文化的な条件づけは人生の早い段階から始まります。思春期まえの子どもたちのソーシャルメディアを覗いてみるだけで、少女たちがいかに非現実的な理想像を語り合い、いかに強く集団の影響を受けているかがわかります。歯列矯正のブリッジをはめているだけで、自分に自信を持てずにいる子。痩せすぎているとか、太りすぎているとか、にきびがあると悩んでいる子。ふつうは、成長とともにこうした自信のなさは影をひそめていきますが、その一方で、驚くほど多くの少女たちが深刻な摂食障害を起こしています。

　近年イギリスでは摂食障害による子どもの入院が増えています[*1]。入院時の平均年齢は女子が15歳、男子が13歳ですが、患者の中には5歳から9歳までの年齢層や、それどころか5歳未満の子どもたちまで含まれています。子どもたちを自己嫌悪に陥らせるのはソーシャルメディアだけではありません。病気、いじめ、家庭不和、思春期の反抗心、そして現代生活の目まぐるしさも、少女たち（少年たちも）を追い込んでいます。こうした混乱の中で、子どもたちにとっては、唯一、自分でコントロールできるものが食事の量な

のです。こうした心理の先に待っているのは、自分の身体に対する異常なまでの嫌悪感です。

　子どもたちが摂食障害を克服するには、自分の身体を受け入れ、愛せるようになる必要があります。ありのままの自分を受け入れたとき、深い癒しが始まり、そこから、自分の身体とのよりよい関係が始まるのです。私たち女性もたいていは自分の身体との関係に問題を抱えています。摂食障害に至るほど深刻な問題ではないかもしれません。でも、私たちの多くは、社会から仕向けられてか、自分で自分を縛っているかは別として、長年、外見はこうあるべきだという考えや、こういうふうになりたいという願望に多少なりとも振り回されてきたのではないでしょうか。そうだとすれば、身体との関係を改善することは、私たちにもきっと役立つはずです。摂食障害のような深刻な問題の克服に有効なアプローチが、もっと軽い問題に効かないわけがありません。

　とくにこの章で述べるような、優しさと思いやりを軸にしたマインドフルネス瞑想を日常的に行っていると、身体との関係は劇的に改善されていきます。あなたの動機が何であれ、この瞑想をつづけていると、たとえ「欠点」があろうと、「不完全」であろうと、自分の身体をそのまま愛せるようになり、肉体というすばらしい奇跡の存在を慈しむようになります。想像してみましょう。自分ではないものになろうとする執着を手放したときの解放感、喜び、そしてエネルギー！　身体との関係修復が進むのは、気づきと思いやりの両方が働くとき、つまり、マインドフルネスの科学と慈悲の科学が融合したときです。心理学者ポール・ギルバートが提唱する3つの感情調節システムは、内面のバランスが本質的に健康に役立つことを示しています[*2]。

3つの感情調節システム

　近年の神経科学では人間にはおもに3つの感情調節システムがあるとされています。

●脅威システム（闘争−逃走反応）

- 獲得システム（欲求−資源探究反応）
- 鎮静−満足システム（安らぎ−つながり反応、または休息−消化反応）

脅威システム

　脅威を感じると、恐怖、不安、怒り、敵対心などの感情が誘発されます。これらの感情は不快なものですが、すでに述べたとおり、私たちが進化の途上で獲得した自己防衛反応です。このシステムのおかげで、たとえば、あなたが道を渡っているとき突然、車に轢かれそうになっても、とっさに回避することができるのです。残念ながら、この脅威システムが過剰に刺激されたり、繰り返されたりすると、慢性的な怒り、不安症、パラノイア（偏執病）を引き起こす場合があります。脅威を感じた人の体内ではアドレナリンの他に、ストレスホルモンのコルチゾールも分泌されます。コルチゾールは、身体の運動機能をパワーアップし集中力を高めるという点では、短期的な自己防衛行動に役立ちます。その反面、コルチゾールが出つづけていると、免疫系や脳がダメージを受ける恐れがあります。

獲得システム

　このシステムの特徴となる感情は、自分や愛する人にとってよいものを獲得したとき、たとえば、理想のパートナーと出会ったとき、やりがいのある仕事を見つけたとき、収入が増えたとき、すばらしい家を手に入れたとき、などの快感です。ものごとが順調に進み、自分が望むものに着実に近づいていると感じるとき、脳は快楽物質ドーパミンを放出します。それでご機嫌になるわけです。

　ただし問題なのは、ドーパミンは効果が短命で、しかも依存性があるということです。ドーパミンの分泌が過剰になると、欲求が暴走し、つかの間の高揚感を追い求めるようになります。これは大きな社会問題になりつつあります。コンピュータゲームへの依存も本質的にはドーパミン依存であるという調査結果も出ています[*3]。

鎮静－満足システム

　このシステムには、オキシトシンというホルモンとエンドルフィンと呼ばれる物質がかかわっています。オキシトシンは満足感や安心感などの「多幸感」をもたらすホルモンです。女性が出産するとき、あるいは、赤ちゃんが抱き締められたり、キスされたりしたときに分泌されるので、「抱擁ホルモン」とも呼ばれています。誰かに触れられたときや、自分は誰かに心から愛され必要とされていると感じたとき、このホルモンが放出され、共同体感覚、帰属感、愛情、安心感が生み出されます。そのオキシトシンの働きを補完するのがエンドルフィンです。エンドルフィンはモルヒネやコデインと同様の作用を示すため、天然の鎮痛剤と呼ばれていますが、気持ちを和らげ、満足感や幸福感をもたらす物質でもあります。このときの幸福感とは、ものごとをありのままに受け入れ、安心している状態です。何かを必死で追い求めたり、欲したりすることではありません。獲得システムの特徴である熱狂や成功への努力とはまったく異なるポジティブな感情であり、深い安らぎを意味します。

バランスを見つける

　これら3つの感情調節システムのバランスが崩れると、ストレスが生じます。つねに不安やプレッシャーを感じているときの脳は、猛獣から逃れようと必死だった祖先のように、興奮と脅威にさらされている状態にあります。一方、つねに何か新しいものを追い求めていないと上機嫌になれないとすれば、それは獲得システムが過剰に刺激されている状態です。生きていくためにはある程度のモチベーションは必要ですが、その感情システムに負荷がかかりすぎれば、不幸につながるのです。

　現代社会は、とかく最初の2つのシステムに私たちを閉じ込め、3つ目のシステムを置き去りにしているようです。この章で取り組む思いやりのボディスキャン瞑想は、脅威システムと獲得システムの暴走を和らげる一方で、鎮静－満足システムを活性化し、さまざまな健康効果をもたらします。

　次の図は、マインドフルネスによる感情調節システムのバランスを表して

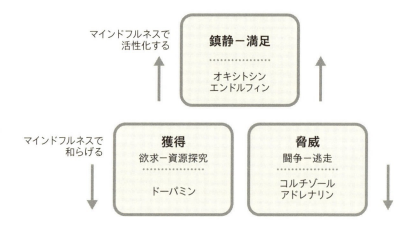

います。

　人生では誰でも、身体的、感情的、環境的にさまざまな変化やプレッシャーを経験しますが、こうした感情調節システムの働きを理解していれば、どんな時でも振り回されないようになるでしょう。

身体の変化

　女性は、人生のさまざまな時期に、ホルモンの変動をともなう肉体的変化を経験します。その中には、思春期や更年期のように自分ではどうすることもできない変化もあれば、妊娠のように（時と場所と相手を選べるという意味で）ある程度、コントロールできる変化もあります。

思春期

　10代は、胸のふくらみや生理、それらにともなう不便や不快感といった肉体的な変化と同時に、感情面にも変化が現れ、気分が大きく揺れやすくなる時期です。自分の身体の変化に戸惑い自意識が過剰になったり、誰かに性的に惹かれるという感情を初めて経験したりします。そのうえホルモンの嵐のせいで顔にニキビができたりもします。また、この時期は、元気いっぱいのようでいて、妙に疲れを感じやすかったりもします。こうした変化は、そ

の渦中にあるときは自分でもよく訳がわからず、通り過ぎてしまえば忘れやすいものです。大人になってから10代を振り返ると、ひたすら元気な時期だったような気がしてしまうのです。

妊娠

　子どもを持つことは人生の大きな転機です。身体には、目に見えるもの見えないものを含めて、とてつもない変化が生じます。まだ自分でも妊娠に気づかない段階から、体内ではホルモンの働きが活発化しています。変化が表に現れるにつれて、心身ともに折り合いをつけなくてはならないことが増えていきます。膨らんでいくおなか（たぶん、おなか以外の場所も太るでしょう）、感情の起伏、つわり、食べ物の嗜好の変化などは想定の範囲内だとしても、疲れやすさ、内臓の形や位置の変化、身体の動きの制約、不眠などは予想外の変化かもしれません。ふだん自分の身体にとりたてて強い感情を抱いていない女性でさえ、妊娠中はさまざまな感情を経験します。その中には、命へのいたわり、子どもを授かった喜び、身体に起きる変化への驚きといったポジティブな感情もあるでしょう。でも、妊娠にともなって健康上の問題が起きたりすれば、体調不安、嗜好品や活動の制限、フラストレーションなどからネガティブな感情を抱くようにもなります。

更年期

　自分の身体が突然、言うことを聞かなくなったように感じるのは思春期だけではありません。更年期は自分の身体に裏切られたように感じる時期です。急激にしわが増える、肌がたるむ、顔や身体がほてる、あちこちにセルライトができる、性欲が減退する、といった現象がこの時期の特徴です。でも悪いことばかりではありません。毎月のように起きていた気分の大きな変動が減っていく、長年悩まされてきた症状（たとえば、ぜんそく）が出なくなる、これまでになかったほど元気はつらつとしてくる、といったことも起きるのです。

身体への気づきがなぜ役立つのか

　私たち女性は人生のほとんどの期間、ホルモンの変動に影響されてしまうので、肉体的、精神的にかなりの苦痛を経験します。ホルモン変動の影響で、脅威システムにはまり込んだり、少しでも苦痛を和らげたくて獲得システムに陥ったりする場合もあります。たとえば、高い理想をめざして仕事をがんばったり、アドレナリンが出つづけるような身体的な課題にチャレンジしたり。その一方、感覚的な「ハイ」を求めてジャンクフードやアルコール、麻薬にさえ手を出すこともあります。ホルモン変動が引き起こす心身のざわつきを食べ物で紛らわせようとして、何度も冷蔵庫を開けてしまったという経験が、あなたにもあるのではないでしょうか。

　このようにホルモンに振り回されやすい身体と付き合っていくのは、簡単ではありません。「身体よ、せめて今だけは、私の言うことを聞いて」と祈りたくなった経験が、あなたにもあるかもしれません。大丈夫、マインドフルネスは、いつでもどこでもあなたの助けになってくれます。身体への気づきが養われ、心が安定すれば、助かるのはあなただけではありません。自己受容は自分に寛大になるための第1歩であると同時に、他者に寛大になるための第1歩でもあります。内向きになって自己嫌悪に陥っているときよりも、他者を思いやり、手を差し伸べ、共感できるようになるでしょう。そして、あなたが優しくなれば、相手も幸せになり、その人がまた別の誰かに優しくなる、という愛の連鎖が始まります。マインドフルネスとは、いつどこで誰といようと、安心できる場所を得るようなものです。しかも、その場所はあなた自身がコントロールできる内面にあるのです。

どうやって身体を受け入れるか

　第4章のボディスキャン瞑想では、呼吸のうねりや、身体が呼吸とともにふくらんだりしぼんだりする感覚を確かめました。

　この章の瞑想では、全身をマッサージするような呼吸のリズムを感じながら、その呼吸に、自分自身に対する優しさ、いたわり、思いやりの気持ちを

込めていきます。

　呼吸の働きは細胞にも及びます。身体じゅうの細胞の1つひとつが、吸う息で酸素を受け取り、吐く息で二酸化炭素を手放しています。こうして細胞と呼吸はやり取りを繰り返しています。呼吸の流れを優しさや愛で満たせば、全身の細胞も優しさと愛のリズムで包まれていくのです。

　自分を思いやるなんて、考えられないと思うでしょうか。たとえば、自己嫌悪にとらわれていて、自分には思いやるほどの価値はないと思っている人。あるいは、忙しすぎて自分をいたわる時間がない人。そんなばかげたことをしている余裕はないと感じている人。でも、この瞑想にたった10分を費やすだけで、むしろそれ以上の時間とエネルギーを自由に使えるようになるとしたら、どうでしょう。それどころか、ほんの何回か実践するだけで、人生に対するかたくなな態度が和らいで、人にも優しく接するようになれるのです。

　もしこのボディスキャン瞑想の途中で集中が途切れたら、想像力を働かせましょう。たとえば、日光浴のイメージ。日差しに温められた呼吸が優しく身体を出入りしているのを想像します。あるいは、夏の草原を吹き渡る風をイメージしてもいいでしょう。ただし、空想に没頭するのではなく、つねに身体の感覚に注意を向けていることが大切です。ボディスキャンのすばらしさは、今この瞬間に意識をしっかりつなげておけるということです。それによって、より落ち着いて自分の人生の現実と向き合えるようになるのです。

　では、瞑想に入るまえに、習慣を手放すエクササイズでリラックスしてみましょう。

〈習慣を手放すエクササイズ③〉

外気を浴びる、日光を浴びる

外気を浴びる
　温かい季節に、そよ風の吹いている日を選んで外気浴をしてみましょう。

静かで落ち着ける場所を見つけます。座っても、横になっても、立ったままでもかまいません。身体じゅうで呼吸の動きを感じてみましょう。吸う息でおなかがふくらみ、吐く息でおなかがへこみます。呼吸のたびに背中側であばら骨と肺が広がったり、しぼんだりしています。身体の側面はどうでしょうか。そのまましばらく呼吸のリズムを味わいます。

　次に吹いている風に意識を向けます。風が身体に当たり、肌がそよ風に撫でられています。

　そのそよ風が優しさといたわりを運んでくるのをイメージしましょう。今、あなたの身体はスポンジのように柔らかく開かれています。そよ風が肌に当たるたびに、優しさといたわりをぐんぐん吸収していきます。

日光を浴びる

　天気がよければ、日光浴もいいでしょう。要領は外気浴と同じです。快適な場所を見つけたら、日差しを身体じゅうで感じてみます。自分の身体がスポンジのようになって、太陽の温かみと光を吸収していくのをイメージします。その温かみと光は、自分自身への優しさといたわりを思い出させてくれます。太陽を全身に浴びていると、しだいに優しさで満たされていきます。

　天気が悪くて外に出られないときは、想像の世界で外気浴、日光浴をしてみましょう。視覚化（ビジュアライゼーション）が実際の経験と同様の効果を持つことは実証されています[*4]。そよ風や日光で全身が優しさに満たされていくのを想像するだけで、ポジティブな影響がもたらされるのです。

思いやりのボディスキャン瞑想

次の文章を必ず先に読んでから、瞑想を行うようにしましょう。

第5章 ✦ 身体を受け入れる

Track 2

思いやりのボディスキャン瞑想

※音声インストラクションは創元社ホームページから聞くことができます。右のバーコードからも音声ダウンロードページにアクセスできます。

準備

　ベッドか床に横になります。座ったまま、あるいは立ったままのほうが心地よければ、それでもかまいません。この音声インストラクションは横になって行うことを想定しています。それ以外の姿勢で行う場合は、必要に応じて調整してください。

　両手のひらを下に向けて、おなかの上にそっと乗せておきます。目は軽く閉じて、息を吐くたびに全身の力を少しずつ抜いていきます。身体の内側に意識を集めます。注意がそれ始めたことに気づいたら、何度でも、身体の内側に引き戻します。

開始

　呼吸の動きを感じます。身体全体が、吸う息で少しふくらみ、吐く息で少ししぼむ。ゆったりとした呼吸のリズムに全身が優しくマッサージされています。

　では、ここからは、身体のさまざまな部分を感じてみます。とくに何も感じないときは、感覚のないことに気づいていきます。

　ゆっくり意識をつま先まで降ろしていきます。足の指、1本1本に注意を向けます。どの指もあなたの一部です。呼吸の波に思いやりといたわりの気持ちを乗せて、それぞれの指に届けます。

　次に足の裏へ。さらに足の甲、足の甲から足首まで移動します。足首から先の部分もあなたの一部です。意識的につながります。足先が吸う息で少しふくらみ、吐く息で少ししぼむ。その呼吸といっしょに、思いやりといたわりの気持ちを足先に吹き込んでみます。

　次に、足首から、ひざ、ももへ。脚全体の重みを床にあずけて、そこ

へ優しい呼吸を送り込みます。吸う息で両脚が少しふくらみ、吐く息で少ししぼむ。呼吸のたびに、じんわりと温かみが広がってくるかもしれません。

　今度は腰回り。お尻の余分な力を抜きます。優しく穏やかな呼吸が、今、お尻や腰周りをゆったりとマッサージしています。もし可能なら、骨盤、尾てい骨、足の付け根、こうした場所にどのような感覚があるかを観察してみます。

　お尻から背中へ注意の焦点を移動します。吸う息で背中全体が少しふくらみ、吐く息で少ししぼむ。呼吸の波に思いやりといたわりの気持ちを乗せて背中へと運びます。今ある感覚を変えようとするのではなく、感じているありのままをただ受け入れます。

　今度は身体の前側、おなかと胸。吸う息でおなかが柔らかくふくらみ、吐く息でゆっくりしぼむ。呼吸のリズムで内臓がマッサージされています。温かく優しい息に肺が満たされていきます。

　では胸から肩へ移動します。吸う息で肩が広がり、吐く息で縮む。思いやりといたわりの気持ちを呼吸に乗せて、肩から、ひじ、手首、指の先まで届けてみましょう。

　今度は意識の焦点を、肩から鎖骨を伝って首へと移動させます。頭の重みをずっしりと枕にあずけ、首の後ろ側をリラックスさせます。

　後頭部から耳を回って、顔まで意識を移動させます。息を吸うたび、吐くたびに、顔全体が思いやりといたわりに包まれていきます。

　ほほ、喉、あご、舌の緊張をほどいていきます。呼吸が今、何の制約も受けず、楽に身体を出入りしています。

　少しずつ、身体全体に意識の輪を広げていきます。頭、首、肩、腕、おなか、背中、下半身……。思いやりといたわりを呼吸に乗せて、身体のすみずみまで届けてみます。吸う息で身体全体がふくらみ、吐く息で身体全体がしぼむ。細胞の1つひとつが優しい呼吸のリズムに揺られています。今のこの感覚をもうしばらく味わってみます。

> **終了**
> 少しずつボディスキャンを終わりにします。目を開いて、ゆっくり手足を動かします。ひざを曲げて、身体を左右どちらかに倒し、上半身を起こしたら、もう少しだけボディスキャンの余韻に浸ります。今の気づきや感覚、自分の身体への優しさを、日常生活でも忘れないようにします。

クレアの日記

第2週：身体を受け入れる

1日目

　新しい瞑想が楽しみだ。1週目は毎日できなくて残念だったけれど、今度は毎日つづけたい。要領はつかめてきたし、身体も瞑想を始めたくてうずうずしているようだ。先週より気が散らない。すぐにリラックスできた。

　呼吸と身体に注意を向けていると、突然、身体への感謝の気持ちでいっぱいになった。この身体のおかげで今日までほぼ何ごともなく生きてこられたのだ。音声インストラクションの「足の指、1本1本もあなたの一部です」のところで、声を出して笑ってしまった。足の指たちよ、ありがとう。どれもたまらなく愛おしい！　今まであまり意識したことがなかったけれど、日ごろ、どんなにお世話になっていることだろう。身体のほかの部分だってそうだ。自分は今までちゃんと向き合ってきただろうか。この身体があるからこそ、かけがえのない2つの宝物を授かったのだし……。そんなことを考えていると、いつのまにか注意がそれていた。「娘の遠足はいつだっけ？」「ああ、そういえば仮装用のドレスを欲しがっていたんだよね……」。

なんてことだ！　もう一度集中しようとしたが、うまくいかず、消化不良のまま終了。せっかく瞑想の時間をつくったのに残念。あんなにいい感じだったのに、なぜだろう？

2日目

朝、ベッドを出た瞬間から、身体のいろいろな部分を今までよりずっと意識している自分に気づく。私を1階へ連れていってくれる両脚の運び、お茶を入れてくれる手の動き。メイクのときは、（全盛期ほどではないにしても）調子のいい肌と、それなりに働いてくれる目と鼻と耳に感謝の気持ちが湧いてきた。初めての不思議な経験。一番のハイライトは着替えるときのこと。じつは、クリスマスに数キロ太って以来、ここ数カ月、クローゼットをのぞき込んでは（あふれんばかりに服があるのに）、着られそうなのを探すのに手間取っている。いつもは、きつくなった服に無理やり身体を押し込もうとするのだが、なんと、今日は楽に着られるとわかっている服を迷わず選んだ。自分に優しくなっている！　突然ひらめいた。なるほど、優しい呼吸ってこういうことだったのか。今ある自分を大切にすること。これは、はっきり言って、目からウロコだ。

夜の瞑想が待ち遠しかった。身体が音声インストラクションの指示を楽しみにしているみたい。筋肉記憶みたいなものだろうか（いや、瞑想記憶？）。途中でまた集中がそれたけれど、今度は自分を責めなかった。身体に注意を戻して瞑想続行。

3〜6日目

今週は仕事がものすごく忙しい。ストレスがたまってくると無性にボディスキャンがやりたくなる。つらいときは、ボディスキャンのことを考えて何とか自分をシャキッとさせている。

でも、精神的には元気だし、落ち着いている。ふだんストレスがひどい日の晩は、お酒を飲まないとリラックスできないのに、今週はまだ一滴も口にしていない。ドカ食いもなし。ふだんより健康的な食生活を送っている。思いもよらない恩恵！

7日目

第2週最後のボディスキャンをやっていると、自分の身体への愛おし

さで胸がいっぱいになった。子どもたちに感じる愛情とよく似ている。なんてすばらしいんだろう！（こんなことを書くのは変かもしれない）　でも、ほんとうなんだ。瞑想をつづけていると、身体への感謝の気持ちがどっと押し寄せてきて、涙が出そうになる。今もウルウルしている。こんなふうに心を揺さぶられたのは久しぶりのことだ。しかもまだ旅は始まったばかり。

第 2 部

心の安らぎを得る

第6章
心を静める

　心がせかせかしていると、人生の最良の部分を楽しむ余裕を失います。小学校の非常勤講師として忙しい毎日を送っていたデビーもそうでした。心を静めると自分を責めることが減り、彼女自身も家族も人生が楽しくなりました。

デビー（51歳）の場合

　マインドフルネスと出会ったのは28年まえです。インドやチベットを旅している友だちに誘われて仏教の入門コースを体験しました。たしかにとても楽しい体験でした。でも私が惹かれたのは、仏教にかかわる人や儀式、哲学的な部分で、マインドフルネスはあとからついてきた感じです。瞑想を学び始めてから、周りの人や自分自身のニーズを意識できるようになりました。いつまでたっても瞑想は難しいですが、マインドフルな意識はとても役に立っています。生き方のペースを緩めて、忙しい心がひと息つけるのです。

　これまでは組織をまとめる役割を買って出てきましたが、ここ数年、もっと子どもや家庭のことを優先したいと思うようになりました。リーダーでいることに疲れてしまったようです。マインドフルネスを通じて、燃え尽きるまえにペースダウンすることを学びました。もともと頑張りすぎる性格だったのですが、今では、自分の身体や心の声を聴くことができるようになりました。

　自分の感情にも敏感になりました。今、一番役立っているのが「口を

慎む」という意識ですね。以前は仕事でくたくたになって帰宅すると、しょっちゅうパートナーに八つ当たりしていたのですが、最近は、何かひどいことを言いそうになると、そのことに気づいて、こらえることができます。カッとなったときは紙に書き出して、気が済んだころに捨てる、なんてこともします。とくに長男には頭にくることが多いのですが、この対処法は有効です。

　お恥ずかしい限りですが、自分には、人の話をさえぎる癖があることにも気づきました。だから、熱くなりすぎずに人の話を聞けるように、マインドフルネスを実践しています。

　高齢で出産し、今も仕事をつづけている私からひと言アドバイスするとしたら、「立ち止まって、何度か呼吸をして、それから次のことにとりかかれ」ということですね。自分自身が優しくリラックスしていることが家族や周囲の人びとを幸せにします。以前は、息子たち（9歳と12歳）を一方的に厳しいルールで縛ろうとしていました。コンピュータやテレビの使用を制限しないと気が済まなかったのです。でも、今この瞬間に存在しきることの大切さに気づいてからは、自分には何が必要なのか、息子たちが何を求めているのかを見きわめられるようになりました。息子たちと話し合って、こちらが柔軟に折れるときもあります。毎日、仕事と子育てでくたくたですが、あの子たちだってストレスは溜まっているのです。そのことを思いやれるようになったのは、マインドフルネスのおかげです。

思考の威力

仏教にはこんな教えがあります。

　思考は言葉となり
　言葉は行いとなって現れる
　行いは習慣へと成長し

> 習慣は性格となって固まる
> ゆえに何をどう考えるかに心を致せ
> 愛を思考の源泉とせよ
> 生きとし生けるものへの思いやりから出発せよ

　悲観的な教えのように思えるかもしれませんが、優しさとマインドフルネスによって思考をコントロールすれば、自分を変えることができるのですから、楽観的な教えでもあります。
　では、ここで簡単なエクササイズをやってみましょう。

エクササイズ：思考を観察する

　しばらくのあいだ、心の中に湧いてくる思考を観察しましょう。最初に浮かんでくるのは、「私は今何を考えているんだろう？」程度の考えかもしれません。でも心はすぐに本格的な思考を始めます。たとえば「今日は早めに仕事を切り上げられるかな。保育園のお迎えのまえにスーパーに寄らなきゃならないんだわ」とかなんとか。すると、それが引き金となって、また別の考えが浮かんできます。「それにしても、どうして毎日、こんなに忙しいんだろう」。そして、しばらくしてから、心がずいぶん遠くまでさまよい出てしまったことに気づくのです。そのときには、ついさっきまでの考えを忘れていたりもします。

　私たちは1日に平均3万〜7万回も思考を繰り返しています。しかもその98％はすでに考えたことの焼き直しであり、なんと70〜80％はネガティブな性質のものです[*1]。つまり、1日に3万5000回も否定的なことを考えている計算になります。人間の心は、変わり映えのしない考えを変わり映えのしないやり方で蒸し返している——少なくとも、訓練されていない心とはそういうものなのです。
　そんな思考パターンを変えることが可能だとしたらどうでしょう。しかも

単に気分が晴れるだけではなく、思考パターンを変えると自信と創造性が増すとしたら。心を鍛えて思考パターンを変える、それがマインドフルネスの主要な柱なのです。

　思考は、感情や身体感覚と結びついています。私たちの経験にはこの3つが絡み合っているのです。この章で学ぶのは、その思考プロセスに働きかけ、思考とつながっている感情と感覚にも働きかけ、経験に対する見方そのものを変えていく方法です。ストレスのかかる状況そのものを避けることはできませんが、何が起きても、思考、感情、感覚に振り回されない自分になることは可能です。一瞬一瞬の心の動きに気づき、人生で起きるさまざまな出来事にどう対応するかを自分で決めるのです。そうすれば心は穏やかさを増していくでしょう。

　前ページの短いエクササイズを実践していると、これでやり方が正しいのかと心配になってくるかもしれません。実際に胸がざわつくように感じることもあるでしょう。そして頭の中には次々と思考が浮かんできます。わずかな時間をやりくりするのも大変だとか、毎日ストレスだらけだとか。さらに、そのストレスの原因や自分ではどうしようもないことに不安を感じたり、いらだったりします。するとまた、身体にも反応が現れます。歯を食いしばる、眉をひそめる、鼓動が速まる、手のひらに汗をかく……。これではとても安らぐどころではありません。

心を理解する

　マインドフルネスとは心の中身と心の背景を区別する能力のことです。心の中身とは、抑えようもなく次々と現れる思考や感情のことであり、心の背景とは、その思考や感情が生じている場、つまり意識そのものを意味します。思考や感情を雲にたとえるなら、意識はその雲が生まれては消えていく空なのです。

　思考を介してものを見るのではなく、その思考自体を見るようにしていると、心の視野が広がって、思考本来の性質を調べるだけの余裕が出てきます。思考が、たとえ動かしがたい現実のように感じられても、実際には空を飛ぶ

雲のように心の中を流れ過ぎる現象にすぎません。人生も同じことです。どんな経験も動かしようのないものとしてとらえずに、たえず移り変わる無常の流れであると知って生きる、それもマインドフルネス訓練の要なのです。「流れとともに生きる」のは単に優雅なだけではなく、大きな安らぎを得ることでもあります。なぜなら人生という、つねに進行中のプロセスと調和して生きられるようになるからです。

　マインドフルネスは、無知という名の厚い雲に覆われて気づかずにいるものに、気づくようになることでもあります。あなたは自分の心の中身にどれくらい気づいているでしょうか。1日に3万回から7万回も生じる思考にどれほど注意を払っているでしょうか。たぶん自分の思考の大半に気づかずにいるでしょう。マインドフルネスは次々に生じる思考に「目を覚ましていく」ことです。今まで見過ごしていたものをいったん引き留めて確かめること、思考を思考としてありのままに見ることなのです。

　自分の思考を知るプロセスは、「メタ認知」または「認知的脱フュージョン」とも呼ばれています。このプロセスから私たちはこんなことに気づきます。
- 思考は、頭の中を通り過ぎる音、言葉、物語、言語の断片にすぎない。
- 思考は真実かもしれないし、真実でないかもしれない。信じる必要はない。
- 思考は重要かもしれないし、重要でないかもしれない。役立つ思考にだけ注意を払えばいい。
- 思考は命令ではない。従う必要はない。
- 思考は賢いものかもしれないし、そうでないかもしれない。やみくもに思考のアドバイスに従う必要はない[*2]。

鏡のような心を育てる

　マインドフルな心は、目の前のものをありのままに映し出す鏡にたとえることができます。感情、意見、価値判断によってゆがむことなく、ものごとを正確にとらえられる心です。マインドフルな心には、複雑で混沌としている人生を単純明快なものへと変える力があります。

　あるいは、思考と感情にフタをして抑圧することと、思考と感情に振り回

されることの中間にあるのが、マインドフルな心と表現してもいいでしょう。あなたは、思考を単なる心の中の現象と認め、手放すことができるでしょうか。たとえば、瞑想の途中で、こんなふうに考えごとをしている自分に気づいたとしましょう。「メールが多すぎて全然、処理しきれない。どうしよう」。そのときマインドフルな心は、その思考を抑えつけるでもなく、かといって思考に巻き込まれるでもなく、ただありのままに認め、「思考よ、こんにちは。思考よ、ありがとう。そしてさようなら」と手放していくのです。もちろん声に出すわけではありません。自分の思考の存在を優しく認め、こだわらずに手放していく態度を育てていくのが、マインドフルネスのトレーニングです。

身体にダイヤルを合わせる

　ここまでで、身体に意識を向けて思考と感情との付き合い方を変える瞑想法を学びました。そして、雑念、悩み、妄想などに支配されながら、同時に身体的な感覚に気づくことは不可能だということをお話ししました。身体の感覚、たとえば呼吸に意識の焦点を当てると、過去や未来に迷い込んでいた心が目を覚まし、現在に集中するようになります。次の瞬間、また雑念に心を奪われたとしても、そのつど身体に注意を戻すことを繰り返していると、心の癖を少しずつ変えていくことができるのです。

「すること」モードから「あること」モードへ

　このように現在の瞬間に存在しきっている心の状態を「あることモード(Being Mode)」、思考に支配されている状態を「することモード(Doing Mode)」と呼びます[*3]。「することモード」から「あることモード」へ柔軟にシフトできるようになるのが、マインドフルネスの1つの魅力でもあります。

　第4章の1次的体験と2次的体験(45ページ)を覚えているでしょうか。あることモードが今この瞬間に起きていることをありのままに直接的に感じとる1次的体験であるのに対して、することモードは2次的体験、つまり1次的体験を踏み台にして、無自覚に生じさせているさまざまな心の反応(反発)を意味します。

私たちの心はネガティブなことを考えるのが習性ですから、あらゆる推測や価値判断（不正確なことが多いのですが）を持ち込んでは1次的体験を乗っ取り、ドラマチックなものに変貌させます。これが2次的体験真っ盛りの状態です。

　仮にあなたが車で移動中に渋滞にはまったとしましょう。渋滞につかまったこと自体はすでに起きてしまったことであり、ほとんどどうしようもありません。ところが、起きている現実に反発して、心が何らかの価値判断を加え始めると──「ムカつく！」「ああ、自分がバカだった。こっちへ来たらダメだったのに」──ストレスが余計に大きくなっていくのです。しかも、心の反発はエスカレートしやすくて、次から次へと考えが浮かび、さらなる感情や価値判断を誘発します。仏教ではこうした2次的な思考の増殖を「パパンチャ（戯論）」と呼び、「くだらないおしゃべり」と訳されたりします。おそらく私たちの誰もが心の中でこのパパンチャを繰り返しているのではないでしょうか。

　マインドフルネスによって、心を瞬間瞬間の1次的体験に集中させ、「あることモード」にとどまらせていれば、こうしたストレスフルな状況ともうまく付き合えるようになります。渋滞を抜け出して時間どおりに目的地に着かなければ、というプレッシャーはなくならないとしても、頭の中の「くだらないおしゃべり」を切り上げて、冷静に状況を見きわめ、解決策（もしあるならですが）を選択できるようになるでしょう。まずは自分の身体の感覚に注意を戻すこと。呼吸が浅くなっていないか、ハンドルをきつく握りしめていないか、座席の上でお尻をこわばらせていないか。そうした感覚的な1次的体験に意識をとどめることによって、ついつい2次的反応モードに陥って興奮しがちな心の癖を減らしていくのです。

　もちろん「することモード」にも活躍の場があります。たとえば、コンピュータの不具合をどうやって直すか、子どもの放課後の予定をどう調整するか、といった問題の解決には、論理的な思考や分析が役立ちます。しかし厄介なのは、「することモード」ではうまくいかない状況に「することモード」を適用しようとする場合です。不安や緊張を追い払おうとして、何かを「しよう」とすると、かえって不安や緊張が悪化する場合があります。緊張して

いることに緊張を感じるようになり、そのうち自己批判が始まったりもします。自分は不安から抜け出す方法を論理的に導き出せる「はず」なのに、どうしてできないのだろう、と。こういうときにほんとうに必要なのは、まったく別の心的態度です。身体的状況を静かに体験し、さまざまな思考やその上に重なったいくつもの混乱の層を抜け出そうとする意識です。「することモード」は能動的であり、結果や未来を志向するものです。それに対して、「あることモード」は受動的で受容的、現在志向とも言えるでしょう。

不安から安らぎへ──マインドフルネスのパラドクス

　マインドフルネス実践の核心には、1つのパラドクスがあります。「AからBへ行くには、まずAにいなければならない」ということです。不安から安らぎへとシフトしたければ、無理に安らぎを感じようとするより、まずは不安を感じることです。好奇心を持って自分の感情を探るのです。不安は身体のどこにどんなふうに存在しているのでしょうか。観察していると、呼吸が浅くなっていることに気づくかもしれません。では、その浅い呼吸はどんな感じがするでしょうか。このとき肝心なのは、抵抗するのをやめて、あるがままを認めること。すると不安な感情はおさまっていきます。「抵抗すればするほど居座る」という言葉は心理学とマインドフルネスのためにあるようなものです。不安を静めるには、何が起きても柔軟にオープンに受け止めることが効果的です。それが抵抗の正反対に位置する「あることモード」なのです。

　ではここで教員をしていたエルサの話を聞いてみましょう。

エルサ（57歳）の場合

　勤務先の学校は問題だらけ、私生活は私生活で最悪だったころの話です。アルコール中毒で暴力的な夫と別居を始めたものの、私は精神的にまったく自立できていなかったようです。心の病を抱える息子をなんとか立ち直らせようとしましたが、関係は悪化するばかり。私自身が外出

もままならなくなっただけで、やがて当の息子は家を出ていきました。7年後ようやく行方が判明したとき、息子はホームレス同然で、しかもヘロイン中毒になっていました。成人した娘も、酒に溺れる父親を見ながら育った影響で、やはりとても不幸な人間でした。というわけで、当時の私は毎日が悲しみと絶望の連続だったのです。

そんなある日、地元の仏教センターで6週間の瞑想講座があるのを知って、参加しました。最初は瞑想がまったく好きになれず、早く終わればいいと思っていました。でも講座終了後も誘われるままにフォローアップに参加したり、別の講義を聞きに出かけたりしているうちに、少しずつ瞑想の効果を実感していきました。

そんなときマインドフルネのことを初めて耳にして、自分自身の思考や感情にいちいち振り回される必要はないことを知りました。私にとってとりわけ新鮮だったのは「自分が変わる」という考えです。それまでずっと、自分ではなくて周囲が変わりさえすれば、ものごとはすべてうまく行くと思っていたのです。

瞑想の本も人生を変えるきっかけになりました。マインドフルネスとは、心に生じてくるものに、瞬間瞬間ひたすらはっきりと気づいていることです。そして、そんな自分の心の癖に気づけば、心を苦しみから解放することができるのです。

以前の私は、人やものごとに恨みを抱き、その気持ちのせいで身体に痛みを引き起こしていながら、そのことに自分では気づいていませんでした。今では何か不快感が芽生えると、すぐに察知できるようになりました。「その感情を追いかけない」と自分に言い聞かせて、瞑想中と同じように呼吸に注意を戻します。それでも、身体に痛みが生じるほど感情にとらわれてしまうときもあります。そんなときは、優しくいたわるように、その痛みに息を吹きかけます。痛みを落ち着かせ、それ以上、悪さをしないように説得するのです。呼吸には、感情が手に負えないほど大きくなるのを防いでくれる癒しのパワーがあると思います。

もちろんこれには努力が必要です。つねに自分の心のふるまいに目を光らせていなければならないし、全然、進歩していないように思えると

きもあります。でも心配はしていません。繰り返していればマインドフルネスはきっと身につくでしょう。

　あいかわらず私の人生は問題だらけです。夫は亡くなりました。今も息子とは疎遠なままですが、不安を感じたときには、マインドフルネスを全力で実践します。そうすると心が落ち着いて、前向きになれるのです。マインドフルネスはどんな人の人生にもきっと役立つと思います。

思考をコントロールする

　「することモード」と「あることモード」は、「ナラティブモード」と「体験モード」とも呼ばれています。ナラティブ（物語）モードは、脳の中のデフォルトモードネットワークと呼ばれる領域が活性化している状態です。悩んだり、思いを巡らせたり、計画を立てたりして、その瞬間の感覚的体験に気づいていないときは、このナラティブモードが優勢な状態にあります。一方、体験モードは自分の感覚や身体に意識を向けている状態です。この２つのモードは一方が強まれば他方が弱まる反比例の関係にあります。

　今、あなたは仕事を終えて公園で友だちを待っているとしましょう。気持ちのいい夏の夕刻ですが、あなたはいつのまにか仕事や難しい上司のことを考え始めています。とりとめもなくぼんやり考えつづけているので、自分の周囲で起きていることにほとんど気づきません。このように内なるおしゃべりに浸ること、つまり、空想したり悩んだりする心の「初期設定状態（デフォルト）」がナラティブモードです。異常なことではありませんが、このモードに偏りすぎるのはいいことではありません。

　では、同じ夏の夕刻を体験モードで過ごすとどうなるでしょうか。あなたは仕事帰りに公園で友だちを待っています。沈む夕日の温かさを顔に感じます。どこからかバラの香りが漂ってきました。遠くで遊ぶ子どもたちの声も聞こえます。今、あなたはベンチに腰を下ろし、ゆったりとくつろいでいます。

　先述のとおり、この２つのモードは心の中の天秤のようなものです。一方が強まれば他方は弱まります。ナラティブモードは何かを計画したり、目標

を設定したり、戦略を練ったりするのに非常に役立ちます。一方、期待や憶測に振り回されずに、今この瞬間に存在しきるためには体験モードが有効です。

マインドフルネスを実践している人は、自分が今、ナラティブモードなのか体験モードなのかを認識して、うまく切り替えることができるのです[*4]。

心を整える

脳の研究によって、今という瞬間を十分に味わう「生きた体験」が気分を高揚させることが証明されています。

額の後ろ側にある前頭前皮質と呼ばれる脳の小さな領域は、私たちの気分に重要な役割を果たしています。この前頭前皮質の右側は、目標へ向かう行動の抑制や、恐怖、嫌悪感、反感、不安といったネガティブな感情の発生にかかわっています。右前頭前皮質の働きは、いわば脳に内蔵された有刺鉄線のようなものです。罰や危険を避けるための「脅威システム」(59ページ)として機能するのです。あなたが高いところを怖がったり、誰かにふられることや恋愛そのものを怖がったりするとしたら、みんなこの脅威システムのせいだというわけです。不安や悲しみを感じやすい人は右前頭前皮質が活発であり、うつのリスクが高まることもわかっています。

一方、報酬を獲得しようとする「獲得システム」は、前頭前皮質の左側によるものです[*5]。この領域は希望や喜び、よい出来事への期待といったポジティブな感情にかかわっています。誰かに惹かれたり、チョコレートに魅力を感じたりするのは、このシステムによるものです。左前頭前皮質が活発な人は、エネルギッシュで熱意にあふれています。人生を楽しむことが上手で幸福度が高いことも特徴です。

幸福度に関しては、「セットポイント(基準値)」という概念が盛んに研究されてきました。それによれば、人は大人になると、幸不幸を経験しても、いずれ、その人固有の幸福の基準値に戻っていくというのです。セットポイントが高めの人は、ものごとのよい面に目を向けやすく、何かの出来事で一時的に不幸を感じることはあっても、もともとのセットポイントへ戻っていきます。一方、セットポイントが低めの人は、とんでもなく幸運なことを経験

しても、やはり自分のセットポイントへ戻っていくというのです。

　神経科学者リチャード・デヴィッドソンは、瞑想のようなメンタルトレーニングが、幸福のセットポイントを長期的に変化させるかどうかを調べました。瞑想経験豊富な仏教の僧侶たちを調べたところ、瞑想中に脳のガンマ波（精神的努力を示す）がいまだかつて見たことのないほどのレベルで出現していました。また、左前頭前皮質の活動が右前頭前皮質を圧倒的に上回っていることもわかりました。このことはメンタルトレーニングで感情の基本的なパターンが変わりうることを示唆しています[*6]。

　その後の研究では、瞑想経験のない西欧人が8週間のマインドフルネス訓練を受けた結果、幸福のセットポイントがポジティブな方向に変化しました。また、マインドフルネス訓練前後の脳スキャンを比較したところ、実験参加者たちの前頭前皮質の活性化は右優位（脅威）から左優位（獲得）へシフトしていました。これらの結果は4カ月後の追跡調査時にも変わらず、彼らはより健康になったと感じ、ポジティブになり、ストレスが減ったと報告しています。しかも免疫力が強化されていることを示す検査結果も出たのです[*7]。

　マインドフルネスの実践は、心の健康、明晰さ、気づき、気分を改善するフィットネスと言ってもいいでしょう。身体のフィットネスのためにジムに通うように、マインドフルネスを鍛えるには、心を混乱や妄想から解放し、明晰にしてくれる瞑想がよいのです。

〈習慣を手放すエクササイズ④〉

空を眺める

　意識は空であり、思考や感情はその空に現れては、さまざまに変化していく天気です。冬の嵐のように荒れた日もあれば、穏やかに晴れ渡る日もあるでしょう。でも、どんな天気だろうと空はつねに空です。

　このシンプルで奥深い真理を実感するために、ためしに空を眺めてみましょう。窓越しに見上げるのでもかまいません。最低15分間はつづけましょう。空が見えないときは心の中で、空とそこを流れる雲をイ

メージします。

　晴れだろうと曇りだろうと、ずっと同じ状態がつづくことはありません。曇っているなら、雲の動き、その速さ、形、色を観察します。むくむくと湧いてくる雲、しだいに消えていく雲。丸っこいもの、細長いもの。巨大な山のように成長するもの、空いっぱいに薄く広がっていくもの。色も場所によって違っていたり、時とともに変化したりするでしょう。判断を加えず、ただありのままを観察します。

　あなたの心もそんな雲に似ていないでしょうか。ここで、しばらく自分の心の動きを観察してみましょう。思考や感情は、あるときは猛烈な勢いで現れて心の前面に居座り、またあるときは、心の後ろのほうで、ただ生じては消えていくだけだったりするでしょう。感情には切れ目も境目もありません。幸福感や満足感がいつのまにか不安や重たい気分と入れ替わっていたりします。

　ではもう一度、空を眺めてみましょう。一面ただ灰色に見えるような天気でも、空のこちら側とあちら側で、あるいは、さっきまでと今とでは色が違っていないでしょうか。あなたはどのくらいその微妙な違いに気づけるでしょうか。

　晴れ渡っているなら、空の片隅から雲が湧いてこないか目を凝らしてみましょう。生まれた雲が崩れていくまで見ていましょう。雲は驚くほどパワフルです。はかなそうに見えて、ときには飛行機の翼を折るほど強大な力を発揮したりもします。

　雲ひとつない青空が広がっているなら、上昇気流に乗る鳥たちが見えるかもしれません。

　ではもう一度、心に注意を戻しましょう。今まで眺めていた空のように、意識が広がっているでしょう。しばらくその心の広がりを味わいます。慌てて日常に戻る必要はありません。好きなだけ味わいます。

心を鍛える

　この章で取り組む瞑想は、呼吸にともなう感覚を心の錨(アンカー)として意図的に使う方法です。思考や感情という心の中身と意識が一体化しそうになったら、広い視野を保てるように、心の背景へ何度でも戻ります。そうやって「思考している」ことと「観察している」ことを区別する力を養っていきます。

　瞑想に入るまえに、次の短いエクササイズを行いましょう。思考している状態とそれを観察している状態の違いを理解しやすくなると思います。

エクササイズ：思考vs観察[8]

　目を閉じて心の動きに注意を向けます。バードウォッチャーが目の前の池に珍しい鳥が現れるのを待つように、心に何かの考えやイメージが現れるのをじっと待ちましょう。何も現れなくても、ただ静かに見守っていましょう。そのうち必ず現れます。

　今あなたが見つけたその思考はどこにありますか？　あなたの前？　上？　後ろ？　隣？　それとも内側ですか？　思考という経験を好奇心たっぷりに観察することができますか？

　ものを考えている自分と、考えを観察している別の自分がいることに気づいたでしょうか？

呼吸アンカー瞑想

　呼吸アンカー瞑想では、頭の中のおしゃべりに巻き込まれずに「観察する」スタンスを取ります。思考にとらわれないようにするためには、思考以外の興味の対象が必要になりますが、身体に生じる呼吸の感覚は理想的な観察対象です。この瞑想をつづけていると落ち着きと集中力が養われます。

　必ず以下の文章を読んでから、瞑想を行いましょう。

呼吸アンカー瞑想

※音声インストラクションは創元社ホームページから聞くことができます。
右のバーコードからも音声ダウンロードページにアクセスできます。

準備

できるだけ楽な姿勢を取ります。椅子に腰かけて行うことをお勧めしますが、立ったままでも、横になっても、歩きながらでもかまいません。この音声インストラクションは、腰かけて行うことを想定しています。それ以外の姿勢で行う場合は、必要に応じて調整してください。

椅子に腰かけたら、背中を伸ばします。堂々と、油断なく、それでいてくつろいでいます。

重力に支えられているのを感じながら、身体を落ち着かせます。軽く目を閉じてもかまいません。

開始

ここからは呼吸と、それにともなう感覚に気づいていきます。息を吸うたび、吐くたびに、自分の内側から生まれてくる感覚に、好奇心を持ちます。思い込みや決めつけは手放して、ただありのままを経験します。

上半身に意識を向けて呼吸の動きに気づきます。吸う息でおなかが少しふくらみ、吐く息でおなかが少ししぼむ。呼吸を繰り返すたびに、背中やわき腹も動いています。

呼吸といっしょに、身体の奥のほうから湧いてくる感覚にも気づきます。それがどんな感覚であっても、優しく好奇心を持って、ありのままに受け入れ、経験します。自然な呼吸のリズムに身体をゆだねます。ストレスも痛みも不快感も、優しい呼吸のリズムにゆったりと揺られて癒されていきます。

今度は心の動きに注意を向けます。今、自分が何を感じ、何を考えているかを、ただありのままに観察してみます。思考や感情に蓋をせず、

巻き込まれず、流されず、一歩下がったところから広い視野で、心の動きを眺めています。

　思考や感情がどんなにリアルに迫ってきても、それ自体は事実ではありません。心全体を見渡してみます。呼吸と同じように、思考や感情も、一瞬ごとに変わりながら流れているのが見えてきたでしょうか。

　心が考えごとに飲み込まれ始めたら、そう気づいた瞬間に、呼吸に意識を戻します。吸う息で身体が少し広がり、吐く息で少ししぼむ。そうやって身体を出たり入ったりしている呼吸のあとを追いかけていきます。

　そのうちまた心がさまよいだすかもしれません。でも大丈夫。何度でも呼吸に帰ってきます。注意がそれたことに気づいたら、マインドフルネスがうまく行っている証拠です。優しく、辛抱強く、何度でも呼吸に意識を戻します。

　今、何か考えごとをしているでしょうか？　自分の思考に気づいたら、もう一度、呼吸の動きに意識を戻します。息を吸って身体が少し広がり、息を吐いて身体が少し縮む。

終了

　少しずつ瞑想を終わりにします。目を開いたら、周りの音に注意を向け、ゆっくり手足を動かします。もう少しだけ瞑想の余韻を味わってから、のんびりと日常生活に戻ります。

クレアの日記

第3週：呼吸アンカー

1〜4日目

この瞑想は腰かけてやるほうがいいというが、いつものように横にな

ることを選んだ。でもこれがとんでもない間違いだった。すぐにうとうとしてしまう。

5日目

今日はついに最後まで眠くならずにできた！　リラックスはできたが、正直、先週ほどの深い味わいはない。優しい気持ちに満たされたというより、むしろ興味をかき立てられたと言うべきだろう。ジャーナリストという仕事柄、好奇心は旺盛なほうだ。ただしすぐに判断を下すという悪癖もある。ものごとに対して自分なりの解釈を導き出そうとしたり、別の視点を探ったり、ひねりを加えたり。だから興味をもってただ観察するというのは新鮮な体験だった。

広角レンズで眺めているような感覚が楽しい。夢を見ているときに似て、身体を抜け出して、高いところから見下ろしているような感じだ。

でも最も印象的だったのは呼吸でストレスを和らげるということ。瞑想中たしかに気持ちがよかった。仕事や子育てでもストレスを感じると深呼吸を心がけているけれど、そのとき、自分が呼吸の力で癒されているところをイメージしたら、きっと効果が増すだろう。

6〜7日目

6日目の夜の瞑想はまた最後までできた。心地よかったが、まだ深く味わったとは言えない。ところが7日目は呼吸に深く集中できた。まるで風穴の中にいるみたいな、とてもパワフルな体験だった。途中で「これは携帯可能だ！」と思った。職場で試しても絶大な効果を期待できそうだ。よし、明日、オフィスで椅子に腰かけてやってみよう。

8日目

内緒でもう1日この瞑想を行うことにした。それも職場で。フルに実践するほどの時間はなかったけれど、ちょくちょく深い呼吸をするように心がけていたら、元気が回復して、心が安定してくるのがわかった。場所を変えたのがよかったのかもしれない。でも呼吸のおかげということもあるだろう。

うまくいっているかどうか心配になったら

　さて、ここまでの数週間、マインドフルネスを練習してきた（あるいは練習しようと努力してきた）あなたは、想像以上に難しいと感じているかもしれません。大丈夫です。瞑想は必ずしも簡単にはいかないものですから。それに、たいていの人は瞑想を習慣づけることに苦労します。そのうえ日常的にマインドフルな状態を心がけるとなるとさらに難しさを感じるのです。

　たいていの人が直面する難しさとは、
- 瞑想中に退屈／いらいら／不安／ストレスを感じる
- 瞑想しても気分がよくならないのでがっかりする
- 瞑想の時間をつくれない
- 家族が協力的でない
- 正しく瞑想できていないように思う
- 集中できない。すぐに気が散ってしまう
- 時間を無駄にしているように感じる
- 「うまくできているかどうか」にこだわってしまう（うまくいっていない気がしてがっかりする）

　たとえ難しさを感じていてもあきらめないでください。瞑想について自分が何をどう考え感じていようと、深刻にとらえすぎず、ありのままに気づいていることが重要です。そもそも、自分がなぜ、何のために瞑想を始めたのかを思い返してみましょう。
　マインドフルネスを医療に初めてとり入れたジョン・カバットジンはこう言っています。「好きになる必要はありません。ひたすら実践するのみです！」何年もマインドフルネスを実践してきた人たちでさえ、その多くは瞑想の時間がとれずに苦労しています。それでも瞑想をつづけているのは効果を実感しているからです。
　次の図は典型的な瞑想の「パターン」を示しています。心が考えごとをするのは普通だということがわかるでしょう。ここで大切なのは、考えごとを

第6章　心を静める　　89

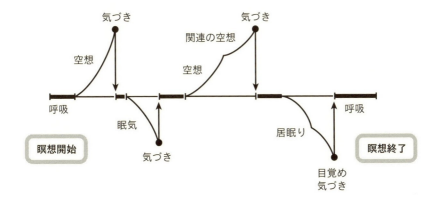

始めた心を「つかまえて」呼吸の隣に連れ戻してやることです。瞑想に必要な時間や静かな環境が家族のせいで得られないとすれば、家族に協力を求めましょう。もし瞑想したくても何かの理由で実行できないときは、けっして自分を責めないようにしましょう。瞑想をしていないという事実、あるいは瞑想をしたくないという気持ちを、好奇心を持って観察してみます。それ自体がマインドフルネスの練習になるでしょう。

　瞑想の効果を計るには、瞑想の最中にどんなことを経験したかではなく、日常生活にどんな変化が起きているかを基準にすべきです。自分に起きたよい変化をリストアップしてみましょう。たとえば、こんな変化が起きているかもしれません。

- 我慢強くなった
- 睡眠が多少改善された
- 自分の思考プロセスに気づくようになった
- 車の運転中、ハンドルをきつく握りしめなくなった
- 呼吸への意識が高まり、胸だけでなく背中でも呼吸を感じるようになった
- すぐに言い返すことが減った
- 自分の周りが見えるようになった

考えごとをする時間

　もちろん思考がすべて無駄だとは言いません。人間にはものごとをはっきりと論理的に考える能力があります。瞑想の途中で最高のアイデアがひらめくこともあるでしょう。ひらめきはすばらしいことですが、そこから思考の糸をずっとたどっているだけでは、瞑想の時間が思考の時間になってしまいます。瞑想が本来もたらすはずの心の静けさや安らぎを得られないのはもったいないことです。

　ですから、瞑想とは別に「熟考」の時間を毎日、設けることをお勧めします。その時間を使って、瞑想の途中に浮かんできた一連の考えを振り返ったり、人生の課題、たとえばキャリアのこと、ライフスタイルのこと、子どもたちの学校の選択のことなどを検討したりするのです[*9]。

第7章
自分の心を思いやる

　企業コンサルタントのナターシャは、うつに最も効果を発揮するのは瞑想だと言います。

> **ナターシャ（25歳）の場合**
>
> 　家庭の問題に大学でのストレスが重なって、精神的に問題を抱えていたころのことです。それまでずっと優等生のがんばり屋だった私は、ある友人とのトラブルで困っていました。卒業してからは、緊張の糸が切れたのか「自分は何をやっているんだろう？」という思いが湧いてきて、心の隙間にうつが入り込んできたのです。気分の落ち込みがひどくなって、ついに実家を離れて息抜きしようと思うようになりました。それでリトリートや瞑想のことを調べたのです。
> 　飛行機を使わずに家からできるだけ遠くへ行きたくて、スコットランドを選びました。瞑想したりウォーキングしたりして、すばらしい1週間を過ごしたあと、家へ戻ると、今度はパニック発作が始まりました。それで、とりあえず毎日をしのげるようにと思って、マインドフルネスをとり入れるようになったのです。
> 　身体に意識を向けるというやり方は効果的でした。でも最初のうちは本格的な瞑想を敬遠していました。根気強いほうではないし、忙しいときに瞑想を日課にするのは負担だったからです。今でもやったりやらなかったりします。どちらかというと、さみだれ式に実践するほうが得意なので、隙間の時間にちょくちょく瞑想するようにしています。"フリー

スタイル"ですが、身体と呼吸のつながりを大事にしています。

　でも、そんな我流の瞑想もちょっと行き詰まってきたので、最近は、ポジティブな感情を育てるタイプの瞑想も始めました。気分の落ち込みに対してとても効果があるのを実感しています。最初は孤独を感じてますます落ち込みましたが、今この瞬間の自分を「つかまえる」だけで、いろんなことがまた普通にできるようになることに気づきました。自分が今やっていることへの気づきが深まると人間関係も変化しました。6年間付き合ってきたけれど、もはやうまくいっていない人と別れることにしたのです。また、仕事をやめて、今、1年間の充電期間をとっているところです。

　昔はことあるごとに動揺していましたが、今は、ほんとうに大切なものに集中して、重要なことがらについても決断を下せるようになりました。本当の気づきを通して、今私は人生を立て直しているのです。こうした変化のおかげで、私は、うつやパニック障害を抜け出して、幸せに、そして健康になりました。いろんなことができるようになりましたし、ちょっと勇気が必要なことも決められるようになりました。とても大きな変わりようですよね。

　マインドフルネスのおかげで、不安のスパイラルに陥っているときの自分と、ほんとうの自分とを見分けられるようになりました。起きてもいない未来を心配することもなくなり、家族との関係も変わりました。「自分はいったい何者だろう？」という疑問からも解放されました。これは大学時代に気づいたことですが、一般的に、女性は男性に比べて自信がないようです。自信を持てるように育てられていないのだと思います。私が学んでいた政治科学の分野でも、男子学生は思ったことを大胆に口にしていましたが、女子学生はそうではありませんでした。マインドフルネスのおかげで、今の私は、周囲に引きずられたり不安を感じたりせずに、自分の考えを持ち、そしてやりたいことを決められています。

　マインドフルネスは、どんな人にも、また仕事、人間関係、家庭といったどんなことにも活かせるものです。多忙な現代人が生活の中でちょっとした余裕を見出すことはとても大事なことです。そうした余裕のない

> まま、いったいどうやって毎日を乗り切っていけるのでしょう。

マインドフルな生き方

　マインドフルネスは冷淡で超然とした観察者になることではありません。むしろ、温かさといたわりのある意識を他者や自分自身に向けることです。日ごろからこの思いやりの意識を実践していると、人生そのものを優しく、寛大に受け入れられるようになります。

　マインドフルネスは医療の現場でもますます推奨されるようになっています。うつ病、ストレス障害、不安障害など、重大な症状に効くことが科学的に証明されているのです。現代は、3人に1人がうつ病、不安障害、心身症などになるとされる時代です。心の病と女性に関するデータを詳しく見てみると、なぜマインドフルネスが女性にとって重要な意味を持つのかがよくわかるでしょう。

女性と心の病

　心の病全体の発症率には男女差はありませんが[*1]、うつ病に限っては、女性のほうが男性の2倍発症しやすいとされています（ただし、女性の方がよりうつ病と診断されやすいので、実態を把握するのは困難です）。WHO（世界保健機関）は2020年にはうつ病が健康を阻害する疾患の第2位になると予測しています[*2]。双極性障害（躁うつ病）では男女差は見られませんが[*3]、単極性うつ病（うつ病）では男女比が1：3から1：4と、女性の発症率が高くなっています。現在進行中の調査では、女性のほうがうつ病が長引きやすいことも示唆されています。思春期以前では男性の方が、よりうつ病にかかりやすいのに対して、思春期中期以降では女性の有病率の方が高くなります[*4]。このことには（当然ながら）月経周期に伴うホルモン変動が関連している可能性が考えられています。一方、高齢者の代表的な心の病である、うつ病、器質性脳機能障害（訳注：頭部外傷、脳腫瘍、脳血管障害などにより脳が器質的に変化することで生じる精神障

害)、認知症などに関しても、女性が患者の多くを占めています。もちろん、女性の寿命が長いことと関係があるのかもしれません[*5]。

　今でこそマインドフルネスのような自助的な方法が広まっていますが、それ以前は、どうすれば女性がみずからの心の健康を守れるかといったことについては、ほとんど考えられていませんでした。WHOによれば、精神障害の生涯有病率はこれまで考えられていたよりも高く、しかも増加傾向にあり、およそ2人に1人が一生のうちに何らかの心の病にかかるとされています（診断されるか、されないかは別として）[*6]。

　このように状態は深刻であるにもかかわらず、心の病は社会から誤った烙印を押されてきたのです。

心の病の治療に関する性的格差

　伝統的な社会では心の病がないと思われがちですが[*7]、実際には発展途上国でも、1次医療にかかる人のおよそ20％に不安障害やうつ病が見られます。医療従事者は患者に高圧的に接しがちなので、女性患者は精神的な苦しみを打明けにくい状況があります。たとえ彼女たちが打明けたとしても、相手に偏見があれば、「生まれつき女性は情緒不安定なのだ」とか、「単にホルモンのせいだ」と片づけられてしまい、その結果、治療が過剰になったり不足したりするのです[*8]。

　一般的に男性は、アルコール依存症のリスクが女性の2倍、反社会性パーソナリティ障害が3倍以上高く、統合失調症や躁うつ病の発症リスクは女性と同程度です。ところが、女性が心の病を患った場合には、それは、単にホルモンのせいだとか、情緒不安定なだけだとか、生まれつき心が弱いとか、異常だとか見なされがちなのです。

　精神障害に対する社会の偏見に苦しめられるのは女性だけではありませんが、同じ症状を訴えても、女性のほうが男性よりもうつ病と診断される確率が高く、格段に向精神薬を処方されやすいというもの事実です。こうした性差による対応の違いが精神障害の正確な把握と治療を妨げています[*9]。

　しかもこれは単に生物学的な話にとどまるものではありません。残念なことですが、心の病と、社会的不平等、性暴力、収入格差、社会的地位の低さ、

育児や介護の負担とのあいだには明らかに関連性があるのです[*10]。WHOの統計によれば、女性の少なくとも5人に1人が一生のあいだに未遂を含めたレイプ被害に遭うとされています[*11]。暴力が原因で精神障害を患った人は自分の病を明かしたがらず、そのことが治療の遅れや誤診につながり、結局は、治療の長期化や費用の増大を招くといった悪循環が起きているのです。

男女不平等

　社会的、経済的な自立も女性の心の健康を左右します。うつ病、不安障害、身体症状、高い死亡率は、性別役割、ストレス要因、ネガティブな人生経験と関連しています[*12]。賃金、雇用、社会資本に関する突然の大きな方針転換は、いずれも格差を大きく広げ、精神障害の発生率を上昇させる要因になっています。一見、個人の自由がききそうな学歴や職業の選択でさえも、挫折感や抑圧感といった有害な感情を引き起こします。イギリスでは、女性の賃金水準は同等のポジションについている男性の8割にすぎません[*13]。管理職をつとめるだけの能力を持っていても、いわゆる「出産育児ペナルティ」によって、女性の昇進スピードは大幅にダウンするのです。労働市場から一時的に遠ざかった女性は、たとえ復職できたとしても降格の憂き目に遭います。それどころか、多くの女性が、保育費用と復職後の収入が見合わずに仕事をあきらめざるを得ないのです。そうした挫折感や疎外感もまた、女性の心の病の引き金になっています。

　世界には、自然災害や人的災害によって心の健康に大きな打撃を受けている女性たちがいます。天災、紛争、内戦などの被害者は全世界で5000万人、そのうち約80％が女性と子どもと推定されています[*14]。それらの国々でも、うつ病、不安障害、心理的苦痛、性的暴力、家庭内暴力、薬物使用障害のリスクは男性よりも女性のほうが断然高くなっています[*15]。また、多くの役割負担や性差別、それにともなう貧困、飢餓、栄養不良、過重労働などによっても、女性は心の健康を蝕まれていくのです。

　女性のうつ病を減らせば、個人的な生活の質が向上するだけではなく、精神障害がもたらす世界的な疾病負荷（経済的コスト、死亡率、疾病率で計算される

健康問題の指標)が大幅に改善されるのです。とくにうつ病のような精神的な問題の予防には、過酷な経験に振り回されないだけの自立性を育てることが有効です。その人の社会的、経済的立場に関係なく、自分でコントロールできるものの1つが、まさにマインドフルネスなのです。内なる自立は自信を育てます。自分には価値があるという自信が育てば、利用可能な物理的な支援を積極的に求めるようにもなり、そこから人とのつながりや友情も芽生えるでしょう。つまり、マインドフルネスは私たち女性を生きやすくし、世界での地位を向上させる助けにもなるのです。そればかりではありません。マインドフルネスは、脳の構造さえも変えうることが神経科学の研究で証明されているのです。

科学の話

この数十年で、神経科学は急速な進歩を遂げてきましたが、それを後押ししてきたのは、脳スキャン技術の発達と、心の世界に関するさまざまな発見です。

その発見の一つに「経験依存的な神経可塑性」があります。つまり経験によって脳は再構築されるということです。脳は静的なもののように見えて、実際にはたえず変化をつづける動的なものであり、思考や行動のしかたによって文字どおり変えられるのです。マインドフルネスや瞑想には、脳をよい方向へ変化させる力があります。

成長とともに脳の配線は複雑になっていきます。認知発達の初期段階から脳では大々的な変化が起こり、神経ネットワークの構築は生涯つづけられていきます。神経細胞どうしが同時に活動すればするほど、互いの結合は強まり、学習や記憶の基礎を確立していきます。心理学者ドナルド・ヘッブが言ったように、「いっしょに発火したニューロンどうしは結合する」のです[*16]。

経験によって脳が変わるというなら、積極的に経験を変えて脳をつくりかえてはどうでしょうか。今まさに起きていることへの気づきを育てれば、「反応柔軟性」(何かの行動を起こすまえに間を置く能力)が高まる、つまり、マインドフルネスが、あなたの衝動と行動のあいだにスペースをつくり、ものごとに対してもっと柔軟に対応できるようにするのです。

意思決定が柔軟になり、それによって経験に対する対応のしかたも柔軟になると、脳の「可塑性」が高まります。実際、たった8週間マインドフルネスをトレーニングしただけで、注意、記憶、ストレス、自己認識、共感にかかわる脳の領域が明らかに変化することがわかっています[17]。
　マインドフルな状態は、闘争－逃走反応（45ページ）の対極にあるものです。残念ながら、目まぐるしい現代社会に生きている私たちは、実際には命にかかわるほどの脅威や危険ではないもの（たとえば、仕事で想定外の出来事が起きる、電車が遅れる、ネットで注文した食品が届かないといった事態）にまで過剰に反応をするようになってしまっています。マインドフルネス、つまり冷静で安心している状態は、心の持つ本来の力を解放し、その力をもっと効果的に学習や問題解決に使えるようにします。すると結果として、生活の質全体が上がるのです。
　さらに詳しい脳のしくみについては、巻末の補足資料3を参考にしてください。

心を責めない

　現代女性は自分を責めることが上手です。ひと口に女性と言っても、何ごとも自分で仕切らないと気が済まない人もいれば、家庭的、経済的、文化的な制約を受けながら生きている人も、純粋に思いやりのある心優しい人もいるでしょう。でも、ひとたび何かが起きると、すぐに自分のせいにしてしまう傾向はすべての女性に共通しています。思いやりの研究で有名な心理学者ポール・ギルバートは、自分の心の状態や気分、あるいは境遇を責めることが、どれほどその人の苦悩のもとになっているかを調べました。つまり、私たちは「自分はこれではいけない」「自分はこうあるべきだ」という感情を抱きやすく、それによって挫折感を味わいやすいのです。ギルバートによると、今の私たちは何百万年という進化の産物であると同時に、社会的な条件づけの産物でもあり、私たちが持っている傾向や好き嫌いは、自分ではどうしようもないものなのです[18]。
　たしかに、自分を責めたり、こんなはずじゃないと思ったりしてもいいこと

はありません。人間の脳にはある種の感情、思考、願望をつくり出す傾向があり、その多くは外界の危険から身を守るために進化してきた結果でもあるのです。今のように脳が働くようになったのは、あなたの責任ではありません。

しかし、私たちの脳が、進化の遺産を引き継いだものというだけでなく、脳の前頭前皮質があることで自分自身について気づく力も持っていることを理解できれば、自分を責めることなく自分自身の思考プロセスとうまく付き合うすべを身につけられるのです。思考は、常に変化しつづけているものだということを知り、その上でマインドフルネスや慈悲の心を育てていくことができれば、人生をよりよくしていくことができるでしょう。そして、人生がより幸せで、より充実したものになっていくのです[*19]。

フィオナはあるトレーニングセンターでコーディネーターをしています。マインドフルネスを実践するようになったのは、不安を和らげ「騒々しい脳」を静めて、長年の依存から抜け出すためでした。

フィオナ（44歳）の場合

　私は、生活保護を受けながら、麻薬の売人と付き合い、酒に溺れるという悲惨な人生を送っていました。公的な職業訓練プログラムがきっかけで心理カウンセリングを受け、何とかよい仕事にはつけたのですが、あいかわらず週末にはアルコール漬けでした。ある夜、お酒とドラッグですっかり興奮していた私は、恋人にバカにされて、思わず殴り返してしまいました。このままでは自分が自分でなくなりそうな気がして、新しいカウンセラーに相談することにしました。すると、あなたの顔は引きつっている、神経が暴走していると言われました。

　何度もカウンセリングに通ううちに、やがて顔のけいれんは収まり、これまでにない自信と幸せを感じるようになりました。かなりの進歩でしたが、人生が苦労の連続であることは変わりませんでした。まるでジェットコースターに乗っているみたいに、私はトラブルと後悔を繰り返していたのです。

ようやく薬物とアルコールから抜け出すことができたのは、依存症を克服するための会に参加してからです。依存症仲間のサポートで、問題解決の具体的な手段を知ることができました。瞑想の集まりに誘われたのもそのときです。最初はすごく緊張しましたが、誘導瞑想を体験してすぐに気づきました。もう何年もまえにカウンセラーが教えてくれた神経障害の克服法は、瞑想とマインドフルネスにもとづくものだったのです。マインドフルネスのすばらしさを再発見できて、ほんとうによかったと思います。

　日常的に瞑想を実践するように心がけていますが、時間に追われて、つい後回しにしがちなので、週１回の瞑想会に入りました。定期的な瞑想で効果を実感すると、日常でも実践しようという励みになります。

　女性にありがちなことですが、私も、ものごとの段取りを決めたり、予定を立てたりする役回りを自然と引き受けてしまいます。目まぐるしい生活の中では、それがしばしば大きなストレスにつながります。あれもやって、これもやって、誰それのサポートをして、それが終わったら、また別件に取り組んで、あれも達成しよう、これも成し遂げよう……。そういう生き方が自分の身体と心を傷つけてきたのだと思います。マインドフルネスのテクニックは、私を立ち止まらせ、身体の声に耳を傾けさせ、自分をいたわることを教えてくれます。すると、混沌とした毎日を冷静に乗り切ることができるし、安らぎと喜びが感じられるのです。

ではここで、長年、不安障害を抱えてきたマリッサの話を聞いてみましょう。

マリッサ（53歳）の場合

　自分に落ち度があったわけではありませんが、子どものころにとてもつらい経験をしました。それで、大人になってから、ある種の状況に置かれると、突然、汗が出たり、トイレにかけこんだり、吐いたりするようになりました。

長年、集中型の瞑想を実践していたのですが、カウンセラーの勧めで思いやりセラピーと呼ばれる療法を始め、脳科学の本を読むようになって、私は大きく変わりました。自分の苦しみと向き合えるようになったのです。1つには自分のせいではないということに気づいたことが影響しています。つまり、私の脳が、進化の結果として今のようにプログラミングされていること、私が子どものときに体験した同じ危険に二度とさらさないように脳が働いているのだということを知ったのです。そして、温かさといたわりによって、自分自身を癒すことができるのだということも知りました。

　それからは、自分が経験する出来事に対して、温かな意識を向け、余裕をもって反応することを少しずつ学んでいきました。泣いている赤ちゃんをいたわるように、自分の感情に優しく接するのです。以前は、何かが起きると「ああ、また始まった。これは〇〇〇だから、×××しなくちゃ」といった具合に、すぐさま分析したり、何かを計画したり、考え込んだりして、そのうち悪循環に陥るばかりでした。

　最初、私が実践していた瞑想に欠けていたのは、自分の苦しみに寄り添うこと、自分に思いやりを持つことだったと思います。私がやっていたのは、苦痛から目をそらすか、苦痛に目を向けて批判するかのどちらかでした。優しさを育てることがとても大切だったのです。

　自分自身に対する思いやりの気持ちを育てていると、不安障害と折り合いをつけながら生きていけるようになりました。もちろん、思考の癖は50年以上かけて出来上がったものですから、すぐに消えてなくなりはしません。今でも不安に陥りやすい傾向はあります。でも、1年まえに比べてすでに75％はよくなっていると思います。ほんとうにすごいことです。

自慈心（セルフコンパッション）と自尊心（セルフエスティーム）は別のもの[20]

自慈心（セルフコンパッション）と自尊心は混同されがちですが、実のところ、2つはまったく

別のものです。

　自尊心は自分をどう評価し、どれだけ価値があると感じているかを示すものです。つまり、「自分をどれだけ好きか」ということです。西欧社会では自尊心の高さはたいてい、自信、人気、成功、幸福と関連しています。自分がどれほど人と違っているか、どれくらい目立つ「特別な」存在かを示す尺度になっているのです。自分自身に満足できるのは、自分が平均を上回っていると感じられるときだけのようです。

　自尊心が低いと、気分が落ち込んだり意欲が低下したりします。かといって自尊心を無理に高めようとすれば裏目に出ることもあります。人を偏った目で見るようになる、相手に異常な競争心を抱く、あるいは、自分を満足させたいがためにその人をこきおろす、といったことになるかもしれません。自己陶酔に陥って自分の欠点が見えなくなったり、優越感に浸らせてくれない相手に怒りを覚えたりすることもあるでしょう。しかも、その怒りは人だけでなく状況にも向けられるようになります。自尊心は、人生の成功や失敗といった所詮は移ろいやすいもの、あるいは、自分ではどうしようもないものを基準にしがちだからです。

　一方、「自分への思いやり」を意味する自慈心に、自己評価はいりません。外見や頭のよさ、才能、運の強さに関係なく、誰もがありのままの自分でよいのです。誰もが、思いやってもらい、理解してもらうだけの価値を持っています。自分に満足するために優越感は必要ありません。それはまた、どんな短所があろうと自分を優しく受け入れることでもあります。自慈心は時を選ばず、つねに手に入るものです。たとえ大失敗をしたときでさえも、なくなりはしません。自慈心は自尊心と比べて、心の回復力、正確な自己イメージ、相手へのいたわりとの結びつきが強く、自己愛や衝動的な怒りとのつながりは弱いという調査結果もあります[*21]。

心が乱れたときの瞑想

　心が落ち着いているときにマインドフルネスを実践するのは、もちろんすばらしいことです。では、感情が高ぶっているときにはどうすればいいので

しょうか。大きな不安、妬み、悩み、怒り、欲望を抱えているときには、静かに座って瞑想なんてとてもできないのではないでしょうか。

そんなときは、必ずしも瞑想でなくてもよいのかもしれません。たまったストレスを発散するには、散歩やランニングや掃除をするほうがいいときもあるでしょう。ただし、むきにならない程度にしておきます。そして心の高ぶりがある程度収まってきたら、ヨガや太極拳のような軽い運動で身体を落ち着かせるといいでしょう。

身体が落ち着いたら、瞑想を始めます。それでもまた最初の思考や感情がぶり返してきたり、身体がこわばったり、吐き気や頭痛が襲ってきたりするかもしれません。でも大丈夫。それが人間というものです。

前章までの瞑想を思い出してください。心が乱れたら、何度でも身体と呼吸に意識を向け直していくのです。それで落ち着いてきたら、しめたものです。それでも、思考や感情がしつこく舞い戻ってくることもあるでしょう。すると挫折感や緊張感が生まれ、だんだん瞑想そのものに腹が立ってくるかもしれません。でも瞑想を嫌いにならないでください。瞑想もあなたを嫌ってはいないのです。こんなときは別の方法を試してみましょう。心に抵抗したり、心と闘ったりするのではなく、心と協力するというやり方です。これから紹介する瞑想をつづけていけば、激しい感情の存在を認めたうえで、その感情の「隣で」呼吸できるようになり、少しずつ意識を身体に戻し、落ち着きを取り戻すことができるようになるでしょう。

心が激しく乱れたときには、次の3つの方法を試してみましょう。

1. 心を自由にさまよわせ、落ち着いてきたら、優しく導く

心(思考や感情)を野生の牡牛だと想像してみます。首にはロープが緩く巻かれています。近くの地面には杭が立っていますが、それはあなたの呼吸を象徴しています。意識を思考(牡牛)から呼吸(杭)に移すことは、ロープの端を杭につなぐことです。心が静かな状態とは、牡牛(思考)がおとなしく杭につながれている状態です。ところが、感情が高ぶっているとき、牡牛(思考)は激しく暴れ回り、地面から何度も杭を引き抜いてしまいます。あなたが連れ戻しても、そのたびに牡牛はぐいと頭をもたげ、杭を引き抜いて逃げ出し

ていってしまいます。

　どうやってもうまくいきません。

　では、牡牛が広々とした野原にいるところを想像してみましょう。首にはやはりロープが巻かれていますが、あなたは杭につなごうとはしません。ロープの端を軽く手に握るだけで、牡牛を自由にさせています。牡牛があちらへ行けば、その後を追い、こちらへ走れば、伴走し、スピードを落とせば、隣を歩きます。

　野生の生きものは抑えつけられたり、縛られたりしなければ、やがておとなしくなるものです。心もそれと同じです。無理やり抑えつけようとしなければ、意識と呼吸の影響で次第に落ち着いてくるのです。

　もちろん、牡牛は何でもやりたい放題にできるわけではありません。首にロープを巻かれているし、杭だってあります。やがておとなしくなった牡牛は、自然に杭につながれるでしょう。つまり、ばらばらだった思考と呼吸が1つになったのです。

　瞑想でも、思考と感情が暴れ回るときは、意志の力で抑えつけようとするよりも、その思考と感情の隣で呼吸するようにしてみるとよいかもしれません。

2. 自分が経験していることはすべて、移ろいやすく流動的なものであることを理解する

　すでにお話ししたとおり、マインドフルネスの核心部分には、この世には不変不動のものは何ひとつないという考え方があります。これはあなたのものの見方や感じ方にも当てはまります。

　仏教の教えでは、私たちが苦しむのはこの真理と調和せずに生きているからだとされています。人はものごとを変わらないもののように見がちですが、それは心がそう感じさせているにすぎません。

　何かの考えが頭から離れないときは、自分自身にたずねてみましょう。「この考えは、ずっとつづくものだろうか、それとも空の雲のように流れていくものだろうか？」と。どんなにリアルに迫ってくる思考であっても、それは心の産物。思考は事実そのものではないのです。

3. 思考や感情が身体のどこに現れているかを感じとる

　思考や感情は身体感覚に結びついています。その感覚が身体のどこに現れているかを探り当てることは、すばしこい心の動きをつかまえるよりもずっと簡単です。たとえば、何かに激しく憤っていると、胃が締めつけられたりするかもしれません。そんなときは頭の中の怒りと闘いつづけるのではなく、固くなった胃の感覚に意識を集中させます。そのこわばりは絶対変わらないものでしょうか。どんなに凝り固まっていても、やがてかすかな動きが生じてくるのを見逃さないようにしてみましょう。ゆっくり呼吸しながら、こわばりが徐々に緩んでいくのを待ちます。さっきまでの怒りも和らいでくるはずです。

〈習慣を手放すエクササイズ⑤〉

重力と仲良くなる

　重力のすばらしさを改めて考えてみましょう。重力という目に見えない力が絶妙な加減で引っぱってくれているおかげで、地球上のすべてのことが成り立っています。重力が強すぎれば、私たちは動けないし、弱すぎれば、どこかへ流されてしまいます。私たちは重力と調和しながら生きていけるように進化してきました。ところが、人生で何か問題にぶつかって緊張が高まると、自分が重力と調和し共存しているという感覚をつい忘れてしまいます。人生と格闘し、自分の心と格闘し、そのうえ重力とも格闘する状態に陥るのです。

　このエクササイズは、重力を感じて受け入れるためのエクササイズです。車を運転しながらでも、列に並んでいるときでも、椅子に座ったままでも、ベッドに横になっていてもできます。身体のどこかにかすかな抵抗を感じたら、その抵抗を手放してみましょう。自分の重みを重力にあずけて、身体全体が見えない力に支えられているのを感じます。あなたが「頑張る」のではありません。重力に働いてもらうのです。あなた自身の重みを信じて、今という瞬間にゆだねていると、重力に逆らわず、

重力と調和していることの安心感が広がります。

〈習慣を手放すエクササイズ⑥〉

考えなくてもできることをする

　精神的、感情的に負担の大きい経験をしたときは、頭をあまり使わないで済むことをして気を紛らせるといいでしょう。
　毎日、少しだけ時間を割いて、編み物をするなり、絵を描くなり、ジグソーパズルをするなりしてみます。何でもいいですから、これはというものを選んで、できれば1週間つづけてみましょう。

思いやりの呼吸アンカー瞑想

　思いやりの呼吸アンカー瞑想は、優しさと受容に重点を置いた瞑想法です。精神的、感情的に混乱したとき、この瞑想を行うと、落ち着き、安らいだ気分になれます。

　必ず次の説明を読んでから、瞑想を行いましょう。

 思いやりの呼吸アンカー瞑想

※音声インストラクションは創元社ホームページから聞くことができます。右のバーコードからも音声ダウンロードページにアクセスできます。

準備

　椅子に腰を下ろして、背筋を伸ばし、それ以外の力は抜きます。堂々

として、油断がなく、それでいてくつろいでいます。この音声インストラクションは椅子に腰かけることを想定しています。横になって行う場合は、必要に応じて調整してください。目は軽く閉じます。

　身体が重力にしっかりと支えられているのを感じながら、姿勢を落ち着かせます。椅子の座面に乗せたお尻、床につけた足の裏で、安定感を味わいます。瞑想の途中で落ち着かなくなったときは、何度でも、この「重力に支えられている」という感覚を思い起こします。

開始

　少しずつ呼吸に注意を集めます。今、呼吸の動きを一番強く感じているのは、身体のどこでしょうか。おなか、背中、それとも身体の側面でしょうか。決めつけや思い込みを手放して、実際にこの瞬間、生じている感覚を味わいます。

　では、今度は思考や感情に注意を向けます。今、あなたは何を考え、どんな気持ちでいるでしょうか。ありのままを観察してみます。それがどのような感情であっても、自分を責めたりせず、優しく、寛大に向き合うことができるか、やってみます。たとえば、今、怒りを感じているなら、その怒りに飲み込まれず、好奇心と優しさをもって観察してみるのです。そして、心の視野を少し広げることができるかどうか観察してみます。

　いらいらや不安、ネガティブな考えに出会っても、その考えのあとを追わずに、ただ現れては消えていくままにしておきます。どんな考えも感情も川のようにたえず流れていることがわかるかもしれません。広々とした意識の中を、すべてのものが一瞬一瞬、現れては消えていきます。その様子を優しくゆったりと眺めています。

　では、今度は、あなたが考えていること、感じていることが、どんな形で身体に現れているかをみてみます。もし呼吸が浅くなっているなら、吐く息を少しだけ長くして、落ち着かせてみます。身体のどこかに

余分な力は入っていないでしょうか。手の力み、奥歯のかみしめ、身体の緊張……気づくたびに、手放していきます。身体のこわばりがほどけるにつれ、心のこわばりもほどけていきます。何度でも呼吸に注意を戻し、重力に身体をあずけてみます。

今この瞬間に経験している感情や思考を押さえつけず、その感情や思考に逆らわず、ただ丸ごと、ありのままに気づいています。心に広々とした空間が広がっています。広い意識の中を現れては消えていくものの隣で、ただ、優しく呼吸を繰り返します。

それでも、また心は思考や感情に揺さぶられるかもしれません。過去や未来へ向かってさまよい始めるかもしれません。そのことに気づいたら、何度でも、呼吸に意識を戻します。吐く息、吸う息の1つひとつを優しさと思いやりで満たします。思いやりに満ちた呼吸の力で、さまよいがちな心をつなぎとめます。そうやって呼吸の動きを感じとっているとき、あなたは、現在というこの瞬間に存在しきっているのです。

終了

そろそろ瞑想を終わりにします。静かに目を開き、周りの音に注意を向けます。少しずつ身体を動かしながら、ゆっくり瞑想状態から抜け出すようにします。日常生活に戻ってからも、「思いやりに満ちた呼吸で心を今この瞬間につなぎとめる」という感覚を忘れずにいます。

クレアの日記

第4週：思いやりの呼吸

1日目

何というタイミングだろう。職場のストレスはピーク、家ではリ

フォームがちっとも進まない。おまけに夫も仕事でピリピリしている。私に安らぎが必要だとしたら、まさに今！

さっそく瞑想でストレスを観察してみると、ストレス（とその原因）が軽くなっていくのがわかった。おもしろい。途中で何度も集中が途切れて、仕事のことを考え始めたけれど、気づくたびに心を引き戻すと、すっと楽になる。今ここに戻ること自体に癒しの力があるようだ。

2日目

今日は瞑想が待ち遠しかった。期待は裏切られなかった。疲れが取れて心が落ち着く。集中力も高まった。明日のことをポジティブに考えられる。

3日目以降

瞑想の時間が取れない。今の私に必要なのはアドレナリンだ。だから、走りながら心の中で瞑想のキーワードを繰り返すことにした。「ストレスは川の流れ。ストレスは消え去る」。そう言い聞かせて、肩やあごの力を手放す。すると、はちきれそうになっていた脳が少しリラックスする。変な表現だけど、この感じ、やってみればわかると思う。

第3部

思いやりで幸せになる

第8章
自分のよいところを見つける

> 私の信条はシンプルです。寺院もいらない。ややこしい哲学もいらない。私たちの脳、私たちの心が寺院であり、優しさが哲学なのです。
> ——ダライ・ラマ14世[*1]

ダライ・ラマが言う優しさは、マインドフルネスに欠かせない要素です。マインドフルネスと優しさ（慈悲）は鳥の両翼のようなもので、どちらが欠けても成り立ちません。

この第3部では、自分自身と他者への優しさや思いやりを育てることの意味、そして、人生や人間関係をよりよいものに変えていくにはどうすればいいかをお話しします。

ルイーズは介護の仕事をしています。彼女はマインドフルネスを学ぶ中で、ネガティブな自分自身を「旧友」のように愛せるようになっていきました。

ルイーズ（48歳）の場合

　私が金融機関の人事部門でマネジャーをしていたころのことです。ストレスを和らげたくてマインドフルネスと瞑想に興味を持ちました。当時、仕事のプレッシャーがきつくて、しょっちゅう自信をなくしていたのです。マインドフルネスを実践すれば、仕事の効率が上がって残業も減るんじゃないか、そんな気持ちで始めました。

これが大きな転機になりました。最初のうちは、ネガティブな自分の心を観察することが苦痛でしかたがなかったのですが、思考に実体はないということがわかってくると、「なるほど、針のひっかかったレコードプレーヤーのようなものだな」と思いました。私は同じところを繰り返し聞いているだけで、曲全体を知らずにいたのです。そう気づいてからは、仕事でその日1日にできることとできないことの見きわめがつくようになり、それが自信につながって、周囲の期待に振り回されないようになりました。

　一方、健康面でも大きな変化がありました。ずっと悩まされてきた体位性めまい（訳注：特定の頭の位置がきっかけで起きる激しいめまい）とそれにともなう吐き気、頭痛、不眠、不安、気分の落ち込みがよくなったのです。マインドフルネスを実践するうちに、今という瞬間に戻ってこられるようになりました。考えごとや不安から離れて、今ここにある、何気ない喜びに目を向けてもいいのだと思えるのです。美しい音楽、暑い日の冷たい飲み物、庭に咲く花の香り……今まさに起きていることを、ありのままに味わうことにしています。マインドフルネスに救われたと言ってもいいでしょう。そうでなければ自分で自分をだめにしていたと思います。今は、ネガティブな自分に気づいても古い友人のように受け入れることができます。ああ、また愚痴りにやってきたな、と。でも、お茶を早めに切り上げるのも、お帰りいただくタイミングを決めるのも、この私です。

　今は何をするにしても、心身が調和してリラックスしているのがわかります。自分に大切なもの、ほんとうにやりたいことに気づかせてくれたのも、マインドフルネスです。1日をともかく無事に終えればいいという消極的な生き方から、積極的に人生を楽しむようになりました。

　ポジティブな自分とネガティブな自分の葛藤は、西欧社会や現代という時代に限ったことではありません。たとえば北米先住民のチェロキー族には、2人の男の争いを治めた村の長老の話があります。

「人はなぜ争うのですか？」と子どもが長老に尋ねました。

すると長老はこう答えました。「私たちの心では、2匹の狼がつねに争っているのだ。白い狼と灰色の狼だ。灰色の狼は、怒り、恐れ、恨み、ねたみ、そねみ、欲望、傲慢さに満ちているが、白い狼は、愛、安らぎ、希望、勇気、謙遜、思いやり、信念を湛えている。そして2匹は年じゅう争っているのだよ」

「それで、どっちが勝つの？」

「私たちが餌を与えるほうだ」

日常生活で白い狼にはめったに出会わないかもしれません。でも貴重な白い狼を大切にして大きく育てていくことは可能です。より幸せになるためには、自分の中のよい面を見つけて、ポジティブな感情を育てていくことが最適な方法なのです。たとえ「私は自分が嫌いだ」という自覚はないとしても、積極的に自分を好きになったことがどれだけあるでしょうか。自分にとって一番大切な人を思い浮かべましょう。あなたは、その人をどんなに大切に思っているかを相手に伝えるでしょう。手を差し伸べたり、ぎゅっと抱き締めたりもするでしょう。では、あなたは、それと同じことを自分自身にしているでしょうか。自分の中のよさを認め、それを育てていくことは、じつは他者に優しさと思いやりを向けられるようになるために欠かせない、最初のステップなのです。

信じられないかもしれませんが、自分を愛せないままで他者を愛そうとするのは、ガソリンのない車を動かすようなものです。疲れや不満がたまるどころか、怒りさえ湧いてくるかもしれません。愛は、あなたをより幸せにし、より健康にするのですから、いいことばかりです。

優しさの力

優しさとは自分と他者の両方の幸せを考えることです。他人に優しいのに、自分にはそうでないとか、自分には優しいのに、他人にはそうでないというのは、100%の優しさとは言えません。また、優しさには自他の幸せのために行動することも含まれます。自分と他人を理解し、その理解に基づい

て行動することが優しさです。

　慌ただしい現代社会では、前進や決断が美徳とされ、立ち止まることは弱さと見なされています。生き方のペースを緩めて、自他に優しくなり、自分も他人も同じ人間なのだという気づきを深める、といったことはめったにありません。こんなふうに言いたくはないのですが、私には、多くの人、とくに女性が優しさをはき違えているように思えるのです。

優しさではないもの

- **勇気のない優しさ**――ほんとうの優しさとは、ときとして誰かや何かに立ち向かうことを意味します。たとえば、パートナーに対して「優しく」あろうとして暴力を振るわれても我慢したり、自分のせいにしたり、さらなる暴力を怖れたりすること、それは優しさではありません。自分に対する優しさが欠けています。ほんとうの優しさには勇気が必要です。
- **優しさの押し売り**――ほんとうの優しさは賢く、明晰なものです。正しく見きわめる力が必要です。自分の憶測ではなく、相手が必要としているものへの深い思いやりを行動の出発点としなければなりません。
- **下心のある見かけだけの優しさ**――見返りのためだけの優しさが、ほんとうの優しさに見えるときもあります。自分の行動に下心が隠れていることに気づければ、引き返すこともできます。だから目をそむけずに直視しましょう。私たちは聖人君子ではありません。ややこしい動機を持つことは人間らしさの一面なのです。バランス感覚とそもそもの意図が重要です。

　つまり、ほんとうの優しさを発揮するために必要なのは、自分自身をよく知っていること、自分の才能を信じていることです。自分が必要とされているという自信がなければ、自他に対して優しさを示すことはできません。遠慮や弱気は他者のためにならないどころか、あなた自身のためにもなりません。

「優しさもどき」を避ける

　仏教では、他者の苦しみをまえにしたときに出現する「優しさもどき」の感情を「近くの敵」と呼びます。たとえば、感傷や憐憫、恐怖などがそうです。

感傷は感情が過剰な状態です。もっともらしい言葉は発しても、役に立つような行動にはつながりません。もう一つの憐憫は、相手を上から見て「まあ、なんて可哀想に」と思うことですが、その人の苦悩に寄り添うことはしません。自分が不快な思いをするのが嫌だからです。自己憐憫も同様に、悲痛な気持ちにしがみついているばかりで、現実と向き合おうとはしません。

恐怖は、感傷や憐憫の対極の感情ですが、役に立たないという点では同類です。恐ろしさに愕然とする、茫然自失するといった反応は、たいてい困難な状況をさらに悪化させます。

ほんとうの優しさとは、自分自身と他者のために最善を尽くしたいという心からの願いと、その願いにしたがって行動しようという意欲です。気持ちを行動に移すことは必ずしも容易ではありません。どう行動するかを決断するには勇気が求められるからです。救いの手を差し伸べるタイミングを見計らう必要もあるでしょう。性急に行動して、かえって状況を悪くするよりは、相手の苦悩を分かち合いながら、適切な方法で対応するほうがよい場合もあるのです。

優しさを実践するには

優しさの瞑想を実践し、日常生活でも人に優しくするために、次の点に注意しましょう。

- 開かれた心の妨げになるような「優しさもどき」に気づくこと。
- 他者の苦しみと距離を置くような感傷、憐憫、恐怖に陥らないこと。
- 能動と受動のバランスをとること。過ぎたるは及ばざるがごとし（詳しくは音声インストラクション〔※音声インストラクションは創元社ホームページから聞くことができます〕のトラック5を参照）。

思いやりを育てる

神経心理学者のリック・ハンソンは、マインドフルで思いやりにあふれた生き方へつながる3つのステップを「そのままにする、取り除く、取り入れる」と表現しています[*2]。

そのままにする

　経験を「そのまま」に経験すること、マインドフルな状態でひたすら今という瞬間に存在しきることです。人生の苦悩のほとんどは、嫌なものを遠ざけ、好きなものを手に入れようとすることから始まります。それは、ビリヤードのボールが玉突き台のへりにぶつかって跳ね返るように、1つひとつの経験にいちいち反発しながら生きている状態です。気づきのトレーニングの第1段階は、もっと開かれた、落ち着いた心で、起きていることをありのままに観察できるようになることです。庭師にたとえるなら、自分の庭にたたずんで、じっとその様子を眺めている状態を表します。

取り除く

　つらいものをつらいと認めたうえで、少しずつ、その経験の影響を取り除いていくことです。この段階では、マインドフルネスの実践に能動的な要素が加わってきます。嫌なことを否定せず、遠ざけず、それでいて、よりポジティブで継続的な感情や思考に意識していこうと決心するのです。身体への気づきを通じてこれまでに育ててきたマインドフルネスのスキルを使いながら、注意をどこに集中させるかを賢く選び、自分の感情や思考との過剰な一体化を避け、手放していくことを学びます。それができるようになると、自分の心をうまく管理している、使いこなせていると感じるようになります。庭師のたとえを使うなら、庭を占領しかけていた雑草を引き抜いて、脇へ置くことです。

取り入れる

　自分の中の「よいもの」を見出し、そこに意識をとどめること、それによって、より強力なポジティブ感情を育てていくことです。これを繰り返すたびに脳と神経系が再構築されることは、先述した（第7章、97ページ）研究が示しています。つまり、あなたの脳はネガティブなものよりもポジティブなものに敏感になっていくわけです。ポジティブな感情にとどまりつづけていれば、あなたの幸福感もレジリエンス（立ち直る力）も強まっていきます。これは、庭師が、やがて美しい花が咲くことをちゃんと知ったうえで花の種をま

くことと同じです。この最終段階を経て、あなたの庭はみごとに生まれ変わるのです。

慈悲の瞑想の力

「取り除く」「取り入れる」というステップは慈悲の瞑想で重点的に取り組むものです。前章までは主に気づきのトレーニングに力を注いできましたが、ここからは、心のトレーニングのもうひとつの領域に入ります。つまり、ポジティブな感情と幸福感を育てるトレーニングです。

仏教では、気づきの訓練は智慧の入り口、慈悲の瞑想は思いやりの入口と考えられています。知恵と思いやりは、精神的、感情的に完全に自由であることを示す2つの重要な要素であり、マインドとハートの両方を訓練してこそ得られるものです。気づきのトレーニングだけでは、ともすると冷淡で分析的な心が育ちやすく、自分の本質とのつながりが希薄になることもあります。一方、慈悲の瞑想だけでは感傷的になりがちです。両方のトレーニングを行えば、それぞれの足りない部分を補い合い、豊かで円満な一体感、統一感、安らぎ、喜びを生み出せるのです。

慈悲の瞑想は、西欧の心理学者や科学者たちのあいだで盛んに研究されるようになりました。研究のきっかけとなったダライ・ラマ14世と科学者たちの対話では、当初、うつや不安などの機能障害が焦点でしたが、その後、ダライ・ラマの励ましを受けて、精神医学者で心理学者のリチャード・デヴィッドソンがポジティブな感情を育てることの効用をテーマに加えると、ひとつの研究分野として急速に成長していきました。

さまざまな研究で明らかになったのは、マインドフルネスのスコアが低く、自分に対する優しさと思いやりが欠けている人ほど、心身ともに不健康で、強い苦痛に悩まされているということです[*3]。慈悲の瞑想が痛みを劇的に軽減し、炎症を抑え、免疫系を増強することを示す研究結果も出ています[*4]。それどころか、単に、今より少しだけ自分に優しさと思いやりを持つだけで、今以上の、愛、関係性、安らぎ、喜び、楽しさを経験することができる、つまり、今よりも幸せになれるのです[*5]。

健全に自分を愛する

　ノースカロライナ大学の社会心理学者バーバラ・フレドリクソンは、慈悲の瞑想の効用を重点的に研究した結果、愛が私たちの心と身体に作用する際の経路を生物学的に解き明かしました。その経路とは次の3つです。

- 迷走神経（脳幹と心臓やその他の内臓のあいだの情報伝達を担う第10脳神経）
- オキシトシン（脳と全身を循環するホルモン）
- 脳と細胞の可塑性[*6]

　フレドリクソンの研究は、慈悲の瞑想を学んだ人の「迷走神経緊張」が高まることを示しています[*7]。迷走神経は副交感神経をコントロールする脳神経であり、それが緊張状態にある、つまり活性化しているということは、副交感神経が優位になっていることを意味します。迷走神経の活力の高さは、呼吸性心拍変動（心拍と呼吸の関係）を調べることでわかります。

　迷走神経が活性化していると、心拍は吸う息でわずかにスピードアップし、吐く息でスローダウンするというパターンを繰り返します。これは神経系が整備の行き届いたエンジンのように働いている状態です。迷走神経が良好に働くと、血糖値が安定し、ストレス時の心拍数の急上昇が抑えられ、「安らぎ－つながり」システム（45ページ）が活性化されます。また、迷走神経緊張は免疫系の強化にも役立ちます[*8]。

　迷走神経の働きが良好な女性は、ネガティブな感情に飲み込まれにくく、概してポジティブです。また、一定期間ポジティブな感情を経験すること、あるいは瞑想することによっても、迷走神経は活性化されます[*9]。

抱擁の力

　「抱擁ホルモン」「愛のホルモン」と呼ばれるオキシトシンは、女性の場合、出産と授乳の際――母子の絆の形成が必要とされるとき――に、とくに大量に分泌されます。また、抱き締める、寄り添うといった、身体的に親密な行為によってもオキシトシンは増大します。オキシトシンの血中濃度が高くなると、脅威に反応する脳の領域が静められ、ポジティブな社会的つながりに

敏感な領域が活性化されます。またオキシトシンの影響下にあると、ストレスホルモンであるコルチゾールの分泌が抑えられて、ストレスフルな対人関係にもうまく対処できるようになります。すると、血圧と心拍の上昇が抑えられ、気分の落ち込みが改善され、痛みの閾値（その人が耐えられる痛みの限界値）が上昇するのです。

　すでに述べたとおり、脳には経験依存的な可塑性があります。つまりあなたが何を考え、何に注意を向けるかに合わせて、脳は変化し、進化するのです。愛や思いやりも脳の構造を変化させ、オキシトシンの鎮静効果に対する感受性を高めます。すると健康な習慣や健康な社会的絆への感度も増していきます。このような好循環が期待できるのですから、ぜひトライしてみましょう。

つながりの感覚が強まる

　愛の欠如も細胞の構造に影響を及ぼします。他人から切り離されたような孤独をつねに感じている人は、ストレスホルモンのコルチゾール値が上昇します。コルチゾール値の上昇は、免疫系へのシグナルとなって、次世代白血球細胞の遺伝子の発現のしかたを変えさせ、ひいては慢性的な炎症状態の引き金にもなりえます。驚くことに、自分は孤独である、人とつながっていない、というつらい感情を持つことは、実際に物理的に孤立しているときよりも大きなダメージを肉体に与えます[*10]。でも安心してください。病気や別離などで物理的に孤立しているときでさえ、瞑想、マインドフルネス、慈悲の力を使えば、つながりや愛情を感じることはできるのです。このことは、あなたの気分をよくするだけでなく、肉体の健康にも役立ちます。

　ポジティブな感情を育てれば、それに合わせて脳と細胞はかたちづくられていきます。ですから、心の動きに「目覚めた状態」で、思考と感情をポジティブな方向へ導いていくことが大切なのです。

ポジティブな習慣をつくる

　研究では、ポジティブな経験に意識を長くとどめるほど、その影響が強ま

ることが明らかになりました。つまり、楽しい経験には、それが心に深く沁み込んで長期的な変化をもたらすくらい十分に、注意を向けるとよいのです。

　この章で取り組む瞑想とエクササイズは、ポジティブな経験を単なる一過性の経験ではなく、新たな「初期設定」として「定着させる」ためのシンプルな方法です。

　神経心理学者リック・ハンソンは、脳が学習する（神経構造と機能が変化する）ことを次のように表現しています＊11。

- 心的状態から長期的特性へ──移ろいやすい心の状態に過ぎなかったものが、確実に根を下ろして心の特性になること。
- 活性化からインストールへ──脳を一瞬だけ照らすだけだったものが、安定的、長期的な照明に変わること。点火した直後のろうそくは芯がぱっと燃え上がりますが、炎は弱々しく揺らめいて、いつ消えてもおかしくありません。ところが炎が落ち着いたあとは、着実に燃えつづけます。これが、心的特性が神経系と心に安定的に取り込まれた状態です。神経系にインストールされないと、つまり、一時的に活性化された心的状態が持続的な神経構造に取り込まれないと、学習は起きないし、脳は変わらないのです。
- 一時保存から長期保存へ──一時的に覚えればよいもの（たとえば、紙にメモするために覚える電話番号）から、記憶に埋め込まれて、いつでも思い出せるものへ変わること。後者の状態になると、思い出す努力から解放されて、くつろいでいられます。必要に応じていつでも取り出せるからです。前者が使いきりのUSBメモリに保存して引き出しに入れておくことだとすれば、後者は、コンピュータのハードドライブの常設フォルダーに保存することです。

HEAL──自分自身を癒す

　では、ポジティブな経験が意識と神経系に埋め込まれ、長期的な特性と習慣になるには、実際、どうすればいいのでしょうか。答えは、一瞬一瞬のポ

ジティブな経験に気づき、できるかぎりそこに注意をとどめようとすること、次から次へと気を散らすのではなく、興味をもって、ポジティブな経験に意識を向けつづけることです。それが楽にできるようになるエネルギーの使い方を、リック・ハンソンは「HEAL」と名付けました[*12]。HEALというのは次の4つのステップの頭文字を取ったものですが、ここでは本章のテーマに合わせて4番目のLにLoveを付け加えています。

1. ポジティブなことを体験する (Have a positive experience) ——ポジティブな感情を呼び起こす出来事や出会いに気づきます。
2. それを強化する (Enrich it) ——その経験のポジティブな性質に注目しつづけます。少なくとも5秒間、できればもっと長く、意識をとどめます。
3. それを吸収する (Absorb it) ——その経験を吸収して、記憶システムの感度を高めていきます。ポジティブな経験が自分の中に浸透していくところを思い浮かべ、感じとります。スポンジが水を吸収していくイメージや、光が全身の細胞の一つひとつに差し込んでくるイメージでもいいでしょう。リラックスしてその経験に浸ります。
4. それをもとに愛し、つながる (Love and connect on the basis of positivity) ——ポジティビティをもとに、人を愛し、人とつながります。ここまでの3つのステップで、ポジティビティの盤石な基盤が出来上がっているので、そこからさらに意識を広げて、他者を深く愛し、つながっていくのです。

ネガティビティバイアス

　ポジティブな経験を意識しつづける力が自然に身につくのだったら、どんなにいいでしょう。あなたにもたぶん心当たりがあるでしょうが、人間はネガティブになりやすい生きものです。すでに述べたとおり、私たちは1日に何万回もネガティブなことを考えています（74ページ）。しかもたいてい、そんなネガティブな自分に対する自己批判まで始めます。そうやってまたしても悪循環に陥るわけです。
　人間の脳は、進化の過程で、危険を察知して回避する能力を発達させると

ともに、ネガティブな情報に注目しやすい傾向「ネガティビティバイアス」を持つようになりました。私たちの脳がチャンスよりも脅威に対して敏感になった理由はおそらく、「今日獲物を逃しても次の機会は巡ってくるけれど、脅威を無視すれば死んでしまうかもしれない」ということでしょう。このネガティブ寄りの傾向「ネガティビティバイアス」によって、私たちは脅威にはよく気づきますが、その一方で、自分の周りにある多くのよいものを見逃しています。

　研究によれば、脳がポジティブな経験を吸収するにはネガティブな経験の5倍以上の時間を要します。リック・ハンソンが言うように、「脳はネガティブな経験にはマジックテープのように貼り付き、ポジティブな経験にはテフロン加工が施されたような状態」なのです[*13]。同じ傾向はホルモン系にも見られます。ネガティブな経験に反応して分泌されるストレスホルモン（コルチゾール、アドレナリン、ノルアドレナリン）は即効性を持ち、全身に強力に作用しますが、ポジティブな経験に反応して分泌されるホルモン（オキシトシンなど）は、それほどの即効性を発揮しません（長い目で見れば、健康、癒し、幸福感への強力な効果はありますが）。

　なるほど、とすべてに合点がいくのではないでしょうか。たとえば、自分の新車の調子が悪いというだけで、そのメーカーの車はどれも不良品のように思えてくるのも、通勤電車で誰かと口論になっただけで、その街の住人全員に無礼者のレッテルを貼りがちなのも、このネガティビティバイアスのせいだったのでしょう。進化のなせる業とはいえ、こうした傾向を抱えたまま生きていくのは少々みじめかもしれません。もちろん、自然界では、幸せかどうかよりも、生き残れるかどうかのほうがはるかに重要なのですが。

ポジティビティを鍛える

　何度も言うように、ネガティビティバイアスを持つようになったのは、あなたの責任ではありません。ですから、自分を責めるのはやめて、ネガティビティバイアスを理解したうえで、それにとって代わる傾向を育てていきましょう。ものごとに対して無自覚なままネガティブになるのではなく、柔軟に対応する傾向「応答（レスポンシビリティ）バイアス」を育てるのです。

最初のステップは「取り除く」です。ネガティビティバイアスは放っておけば心を混乱させ、ストレスフルな状態に導きかねません。ですから、そのネガティビティバイアスを抱えている脳の神経ネットワークをゆっくり静めていきます。次のステップは「取り入れる」です。楽しいものに気づき、味わうときに使う回路を鍛えていきます。すると脳の偏りが調整されて、あなたはものごとをより明確に見きわめ、効果的な行動を取れるようになり、日常のストレスに振り回されにくくなります。その副産物として、心が開かれて安らいでいく感覚、人生を楽しむ気持ち、何かを発見することへのわくわくした感情が戻ってくるでしょう。そうした安らかな感覚も、不安、ストレス、不幸、疲労を追い払うのに役立ちます。
　どんなにありふれた喜びであっても、そのことにマインドフルに気づくようになると、心が安定してきます。この章の「自分を思いやるためのセルフコンパッション瞑想」を実践してください。そして日常でも開かれた心でものごとに接する意識を持ちつづけるようにしましょう。
　ただし、一瞬のうちに奇跡が起きるわけではありません。先述のとおり、こうしたポジティビティが心に根を下ろすのには時間がかかります。重要なのは、楽しい体験のさまざまな側面に、できるだけ長く意識をとどめることです。たとえば、今日がよく晴れた日だとすれば、日差しの温かさを楽しむだけではなく、周囲から聞こえてくる音や漂ってくる匂いをすべて味わうようにします。ゆっくり時間をかけて、体験を丸ごと吸収しましょう。そのポジティブな経験が自分の一部になるように、意識的に心に刻みつけていくのです。

ネガティブな感情を抱えたまま、ポジティブになれるのか

　もちろん、疲れはてていたり、ストレスだらけだったり、不安を抱えていたり、自己嫌悪に陥っていたりすれば、楽しいことを探せと言われても難しいかもしれません。幸せとはほど遠い状態では、幸せを探そうという意欲すら起きないものです。そんなときセルフコンパッション瞑想（196ページ）に取り組むと、「そうか、自分の今の状況とは逆の方向に頑張ればいいのだ」と思うかもしれません。でも、むしろ何かを経験しようという、その頑張り

は手放しましょう。心を開いていれば、喜びは見つかります。喜びが見つかったら、受け入れるだけでいいのです。

でも、ネガティブな状態から少しずつポジティブで開かれた状態にシフトするには、つまり、現在ないものをあるようにするには、どうすればいいのでしょうか。

まずは、今この瞬間に起きていることにひたすら立ち会います。それ自体が自分に対して思いやりを実践することになります。とかく私たちは起きてしまった過去にこだわり、起きてもいない未来に苦しんだりするものですが、そんなふうに2次的経験にふけっていると、精神的、感情的、肉体的に苦痛を増やすだけです。

今この瞬間の現実に意識を戻すことは、そのたびに過去や未来を思い悩む習慣を断ち切ることです。呼吸の感覚と動きに意識をとどめて現在に立ち会っていると、突然、何もかもがずっとシンプルになって、あなたは「目覚め」始めます。

では次に、どうやって現在にとどまりつづければいいのでしょうか。空想や悩み、怒りや嫉妬にではなく、今この瞬間に起きていることに関心を寄せられるようになるには、自分で自分の感情を検閲せずに、ありのままの感情に注目します。望まない感情が湧いてくるたびに、無意識にブロックしていると、やがては集中力を失い、空想にふけったり、退屈したりしてしまいます。

こうした傾向を克服するために、身体の現象に繊細な思いやりの目を向けていきます。身体に生じているものの中には不快感や痛みもあるでしょう。それらは怪我や病気による症状ばかりではなく、感情に根ざしたものが含まれているかもしれません。たとえば、怒りで歯を食いしばる、不安で呼吸が浅くなるといった現象です。あなたはそうした感情に温かさと思いやりを持って寄り添うことができるでしょうか。あなたの愛する人が傷ついたとき、その人に対してあなたがすることを、あなた自身にもできるでしょうか。私たちはとかく他人に対するよりも自分に対して厳しくなりがちです。そうした無自覚な反応を和らげていきましょう。ただ、身体全体で呼吸すればいいのです。吸って、吐いて、力を抜いて、柔らかく、柔らかく。これがセル

フコンパッション瞑想の第1段階です。

この第1段階をしばらくつづけたら、次は、意識の焦点を何か楽しいことへ移していきます。難しいものへの注目を「取り除く」こと、そしてよいものや喜ばしい感覚を「取り入れる」ことを意識的に選択する段階です。たとえば、それは手が温かいことや、顔がこわばっていないことかもしれません。今この瞬間の自分自身に正直になり、ありのままを見つめていると、胸のあたりの力がふっと抜けていくような感覚に出会うかもしれません。どんなにかすかな、ありふれたものでもかまわないのです。心地よさや開かれていく感覚に、ありったけの優しさを込めて注目し、そこに意識をとどめておきます。

すると、自然に笑みがこぼれるてくるかもしれません。そして心臓が少しずつふくらんで広がっていくような解放感を覚えるかもしれません。身体の中に見つけた、そのポジティブな感覚をじっくり育てていきましょう。小さな燃えさしに優しく息を吹きかけていると、やがて赤々と燃え始めるように、ポジティブな感情もゆっくり育てていくのです。自分が広がっていくような感覚は、身体の中の幸せの種です。その感覚に意識をとどめていると、やがて本格的なポジティブさ、幸せ、喜びとなって花開くときがきます。

注意深く、興味と好奇心を向けること、そして楽しむことこそが変化をもたらします。「思考がその人をかたちづくる」という原理は、文字どおり、自分の思考パターン、脳、神経系は一瞬ごとに配線し直せることを示しています。思考、感情、感覚という、たえず変化しながら連続している流れを、少しずつ「よいもの」へ導いていけば、やがて憎悪ではなく愛を、卑劣さではなく寛容さを、不安ではなく安らぎを友とすることができるのです。

ただし、このことを、ネガティブなものを片っ端から幸せもどきのバンドエイドで隠そうとするような、表面的なポジティブ思考と混同しないでください。ほんもののポジティブさを支えるのは、たとえ痛みをともなう感情であっても、それをそれとして優しく認めようとする意識です。もしあなたが不快な感情に抵抗し、避けようとしているなら、その感情を「ありのままに存在させて (let be)」ください。それができてこそ、その感情を手放し (let go)、心地よいものへと意識の中心をシフトさせて、ポジティブさの種を自

分の中に取り込み（let in）、定着させられるのです。

> 〈習慣を手放すエクササイズ⑦〉
> ## その日に幸せを感じた出来事トップ10
>
> 　日常の中で出会う、ちょっとしたポジティブな出来事に注目します。しばらく立ち止まって（手を止めて）、その喜びを思いきり吸収しましょう。ラベンダーの香り、赤ん坊の笑い声、洗い立てのシーツの肌触り、窓から差し込む日差し、友だちとのおしゃべり、鳥のさえずり……。
> 　その日、幸せを感じたこと、楽しかったことを、寝るまえに10項目、書き出します。普段ならやり過ごしてしまうような小さな出来事を意識的に思い出すことが、このエクササイズのねらいです。それぞれの経験を異なる角度（音、匂い、など）から表現してもいいでしょう。
> 　繰り返し考えていることがあなたという人間をかたちづくります。日々、身の回りにある楽しさに気づき、フルに味わっていると、生きていることの喜びと愛しさをつねに感じられるようになります。

　どんなに小さくても美しいものには、あなたの1日を変える大きな力があります。ですから1時間に1回は手を止めて、自分に優しいことをしましょう。たとえば、深呼吸をする、休憩する、お茶を飲む、といったことでかまいません。自分の経験をポジティブな方向へ変えていくための、ちょっとした行動を考えてみましょう。

自分を思いやるためのセルフコンパッション瞑想

　セルフコンパッション瞑想では、自分の中にあるネガティブな思考や感情をすべてありのままに認め、優しく受け入れながら、ポジティブなものに視点を移し、それを少しずつ育てていきます。
　実践するまえに、次の説明文を必ず読んでから行いましょう。

自分を思いやるためのセルフコンパッション瞑想

※音声インストラクションは創元社ホームページから聞くことができます。
右のバーコードからも音声ダウンロードページにアクセスできます。

準備

楽な姿勢を取ります。座っても、横になっても、それ以外の姿勢でもかまいません。椅子、床、マットなどに身体が触れている部分を感じながら、重力に身をまかせます。目を軽く閉じ、何度か深い呼吸を繰り返して、意識の焦点を身体の内側へ向けていきます。

開始

ここから少しずつ呼吸と身体の動きを感じてみます。おなか、背中、両脇、身体の内側、表面……身体全体が呼吸といっしょに動いています。吸う息で身体全体が少し広がり、吐く息で身体全体が少ししぼむ。今、自然な呼吸のリズムに全身が、優しく揺られています。

次に、自分の思考や感情のすべてに、できるだけ心を開いていきます。どこかにネガティブな感情はないか、自分の内側を探ってみましょう。抵抗や緊張をともなう感情、思わず押しのけたくなるような嫌な考えに出会っても、それはそれとして認め、ありのままに存在させてみます。偏見やこだわりを手放して、ありのままに気づき、ありのままに受け入れてみるのです。そうやって丸ごと受け入れ、ゆったりと呼吸のリズムに揺られていると、こわばりがすっとほどけていきます。

ここからは、意識の焦点をポジティブなものへ移していきます。心地よいもの、喜ばしいものを探してみます。どんなにかすかなものでもかまいません。手やおなか、顔の柔らかさ、身体の温かみ……。そのかすかな心地よさに、思いやりと好奇心を向けてみます。自分の中のポジティブなものに意識をとどめていると、心が少しずつ開かれ、のびのびとした感覚が広がっていきます。

あなたの中で、今、ポジティブな感情がちらちらと燃えています。その小さな火にそっと息を吹きかけて、明るく安定した炎へと育てていきましょう。強すぎず、弱すぎず、優しく繊細な意識を向けます。あなたの中に芽生えたポジティブな感情が、ゆっくりと育っていきます。

　自分を思いやりいたわるように、吸う息、吐く息に優しさを込めます。息をするたびに、身体と心が優しさに満たされていきます。大切な誰かに接するときのように、呼吸に愛を乗せて、今ここにある自分に送り届けます。

　途中で身体のどこかに緊張を感じたら、ゆっくり力を抜いて、重力にしっかり支えられているのを感じてみます。集中が途切れそうなときは、身体と心が広がっていくような解放感をもう一度、思い出します。

　広く開けた意識の海で、思考、感情、感覚のすべてが、波のように浮いては沈み、生まれては消えていきます。そのたえまない流れと広がりに浸りながら、今この瞬間、ここに存在していること、その純粋な喜びを味わいます。息を吸って、息を吐いて、心を開き、優しく、柔らかく。

　今、何か考えごとをしているでしょうか？　注意がそれ始めたとしても大丈夫です。気づいた瞬間、あなたは目覚めたということ、マインドフルネスを体験したということです。その奇跡を味わいながら、もう一度、身体と呼吸に注意を戻します。

終了

　そろそろ瞑想を終わりにしていきます。身体の重み、身体の輪郭、呼吸の動き、外の世界の音や臭いを意識します。目を開き、手足を動かしたら、あと少しだけ瞑想の余韻に浸ります。自分への思いやりといたわりの気持ちを忘れずに、ゆっくり日常生活に戻っていきます。

クレアの日記

第5週：自分への思いやり、セルフコンパッション

1日目

　今週の瞑想は第2週の「身体を受け入れる」思いやりのボディスキャン瞑想の延長版みたい。多少慣れているので集中しやすい。手や顔などの心地よさに意識を向けていくのが好きだ。おなかにはまだ抵抗を感じるけれど。柔らかくて微妙な感覚に注意を向けるのは、私にぴったりだと思った。考えてみれば、仕事ではライターとして編集者として、微妙なものを伝えることに心を砕いているし、仕事以外では他人のニーズや希望に応えようという意識ばかりが働く。それなのに自分のこととなると、すごくおおざっぱで、細かいことには目が行かない。子どもが赤ん坊だったころ、夫に「エンジン全開ママ」と呼ばれていたっけ。何ごともプロセスよりゴールインすることに夢中だった私は、発進するやいなや、もうトップスピードで突っ走っていた。小さなことで目に留まるものがあるとすれば、たぶん子どものことくらい。対照的に夫は、ささやかでも楽しいもの、美しいものに気がつく。よく「〇〇の花が咲いたね」とか教えてくれるのも彼だ。

　瞑想していると、いろいろな矛盾が浮かび上がってくる。私はもともとポジティブでオープンな人間だけれど、自分自身に対してはどうだろう？　自分のことや自分の経験に対してポジティブでオープンだろうか？　他人のことに集中するあまり、自分のための時間が取れていないのでは？　犠牲者を演じるつもりはないけれど、いろいろ考えさせられるし、グサッときた。私も女なんだな。

2〜7日目

　今週も新たな発見があった。毎晩のように瞑想している。一晩だけ出かけていて瞑想できなかったときは物足りない思いがした。瞑想の効果がじわじわと日常生活に出始めている。朝の通勤電車では、いつもなら

メールの返信作業に血眼になっているところなのに、なんと、自分のことをつらつら考えている。今まで私は身近な人たちのことばかりを考えていた。その人たちは幸せだろうか、今よりも幸せにしてあげるにはどうすればいいだろう、もっと愛されていると感じてもらうには……。そうでないときは、まったくの他人のことを考えていた。その人は、どこの誰で、どんな暮らしをして、何を感じているのか……。そんな私が今、自分に目を向け始めている。自分にも周囲の人にもゼロか100かという極端なアプローチを取るのは、危険なのではないだろうか。愛する人たちと自分自身のあいだでバランスよく時間を使うことの大切さ、そのことが母親であり、妻であり、娘であり、姉である私にとって、どれほどの恩恵をもたらすことだろう。今まで自分の健康や労力や時間のことをあまりにも軽く考えてきたようだ。自分自身に優しくなることは、じつは家族や同僚やそれ以外の人たちにも優しくなることなのだ。楽しいひとときを放り出して、「そうだ、今のうちに〇〇を片づけてしまおう」という義務感に襲われたら、立ち止まって手放そう。

　自分を大切にしようという気持ちは、仕事にも大きな影響を及ぼし始めた。私はいつもはっきりものを言ってきた。でも、自分がいいと思うから、ただ熱心に「いいものだ」と伝えているだけではない。経験も見る目もある「いい人」としての強みと自信を持って、意見や考えを伝えているのだ。

　たくさんの勇気をもらった刺激的な1週間だった。

第9章
他者を愛する

　マインドフルネスと思いやりは、あなたの内面に深い幸せと安らぎをもたらします。さらに、あなたの人間関係もよい方向へ変えていくのです。
　フリー・ジャーナリストのカレンは、週70時間を超える多忙な仕事をしながら、8年間マインドフルネスを実践してきました。

> ### カレン（33歳）の場合
>
> 　マインドフルネス瞑想を始めた理由はいくつかあります。当時の仕事は過酷なものでしたが、職場はとても楽しく、すばらしい同僚に恵まれていました。めちゃくちゃ働いて、めちゃくちゃ浮かれ騒ぐ、そんな毎日でした。
> 　でも実は、20代の半ばに家庭の危機を経験してから、うつ状態に陥りました。はた目にはすばらしい人生を送っているように見えたかもしれません。夢のような仕事に就き、世界中を飛び回り、5つ星ホテルに泊まり、収入も申し分なし。すばらしい友人、理想のマイホーム、優しい恋人……。ところが友だちと遊んでいるときも内心は孤独でした。誰にも理解されていないと感じていたし、本当のことを話せませんでした。友人といても居心地が悪くなって疲れてしまうし、しょっちゅうネガティブな考えが浮かんできました。それに10代のころから怒りをコントロールできないという問題もありました。
> 　本を読んでから、呼吸に集中する瞑想と慈悲の瞑想を習い始めました。あるとき瞑想会から帰宅すると、ルームメイトが「いつもよりリラッ

クスしているね」と言ってハグしてくれたのを、今でもはっきり覚えています。

　最初はマインドフルネスのクラスにたまに参加するだけでした。そのうち膀胱炎や腹痛で頻繁に体調を崩すようになって、医者に、「仕事の過酷さからくるストレスの初期症状だろうから、ヨガと瞑想をもっとやりなさい」と言われました。

　効果はてきめんでした。たちまちストレスもネガティブな心のおしゃべりも減りました。でも、もっと深い味わいを知ったのは数年後、瞑想会や自宅で毎日実践するようになってからです。ネガティブな思考が消えただけでなく、周囲の人間に対して、以前よりずっと深い思いやりを持てるようになったのです。それは今でも変わりません。仕事にもずっと楽に集中できます。仲間にいらだつこともありません。怒りっぽさが消えたおかげで、人間関係が楽になりました。というわけで、マインドフルネスにはとても助けられています。今は会社を辞めて独立しましたが、これはこれでやりがいもあればストレスもある仕事なので、マインドフルネスが役立っています。

　呼吸の瞑想と慈悲の瞑想とボディスキャンは、切り離せないものだと思います。マインドフルネスを修得するには楽器や言語と同じように練習が必要です。実践すればするほど結果がついてきます。私はもともと社交的な性格なこともあって、最初に好きになったのは慈悲の瞑想でした。一方、1つのことに集中するのが苦手なので、呼吸の瞑想は退屈でした。でも今では、呼吸に意識を集中させるのが楽しいですし、とても癒されてもいます。

　地下鉄やバスで移動するときは周りの人たちを観察しながら、「この人はどこで何をやっているんだろう」と想像するようにしています。すると「みんな同じ人間なのだ」という気持ちで胸がいっぱいになります。それぞれ立場や境遇は違っても、みんな同じように頑張って生きているのです。もともと人の生き方に興味がある私は、この練習方法をとても気に入っています。

　マインドフルネスは、たくさんの選択肢から何かを選ぶときにも役立

> ちます。自分にとって本当に大切なものとは何かを気づかせてくれるからです。

メッタバーバナ —— 慈悲の瞑想

　自分と他者への思いやりを科学の面からお話しするまえに、それがどんなものかをちょっと体験してみましょう。この章の後半で紹介する「つながりの瞑想」（146ページ）は、昔から仏教徒が広く実践してきた「慈悲の瞑想」を簡略化したものです。簡略版は、10分間でこの瞑想の核心部分に触れていくものですが、本格版を体験したい人は、このあとのエクササイズを参考に実践してみてください。

　伝統的に慈悲の瞑想は5段階で構成され、次の5つの対象への愛と慈しみの心を育てていきます。

- 自分自身
- 友人
- 中立的な人（見覚えはあるが、どういう人かは知らない人）
- 苦手な人
- 人類全体、とくに共通点を意識して（好き嫌いを手放していく）

　何千年ものあいだ、人びとはこの方法で心を鍛え、幸せと健康と愛を育んできたのです。

エクササイズ：自分と他人を愛する

　腰を下ろしたら、身体と呼吸に意識を集めます。まずはおなか、背中、両脇がゆっくり動くのを感じます。しだいに身体全体で呼吸の動きを感じていきます。

　次に思考、感情、気分に注意を向けます。今、自分が何を考え、何を感じ、どんな気分でいるのかを、価値判断を加えずに、ただ観察します。

次々と現れては消えていくものの流れ、心の動きに気づいていきます。

そこからさらに意識を広げて、その輪の中に友人を迎え入れます。その人が隣に座る姿を思い浮かべてもいいですし、気配を想像するだけでも構いません。今、この瞬間に本当にそばにいると想像するのです。あなたはその人を受け入れられるでしょうか。その人に対する見方や思いを手放して、新たな気持ちで出会うことができるでしょうか。

自分と友人の違いを考えてみます。たとえば外見、服や食べ物の好み、家族、文化、国籍、年齢などです。

次に友人との共通点を考えてみます。自分も友人も、どちらも同じように呼吸しながら生きています。苦痛は嫌なものだし、できれば避けたいと思っているでしょう。不快なことに出会えば、なかったことにしようとしたり、気を紛らわせたり、それがうまくいかなくて気が滅入ったりもします。嫌なことより心地よいことを優先させ、楽しい思いにしがみつくあまり、それが得られないと不満を覚えたり、いらだったりもするでしょう。

そうやって、友人との違いではなく共通点に意識を向けていると、どんな気持ちになるでしょうか。

では、そろそろ友人のことは忘れて、もう一度、呼吸に意識を戻します。

少しずつ意識を広げて、今度は、その輪の中にあまり知らない人を迎え入れます。顔は知っているけれど、とくに好きでも嫌いでもない人、バスや近所の店で見かける人、近所の誰かでもかまいません。どんな人かはほとんど知らないので、最初はまったくの他人としか思えないでしょう。それでも共通点を探ってみます。あなたと同じように呼吸しているし、うれしいことも嫌なことも経験しているはずです。不快なことに抵抗を感じ、楽しいことに執着し、愛し愛されることを望んでいます。すると、どうでしょう。あなたの心の中で、その人はもう赤の他人ではなくなっているかもしれません。違いよりも似ていることのほうが多いことに気づき、見方が一変したかもしれません。

では、もう一度、呼吸に意識を戻します。

第9章 ◆ 他者を愛する　135

徐々に意識を広げて、今度は、あなたが少しだけ苦手に感じている人、職場であれ、それ以外のところであれ、あなたにとって厄介な人、いらいらさせられる人を思い浮かべます。その人が今、隣に座っているとしましょう。最初のうち、あなたは壁を感じるかもしれません。その人と自分が似ているなどとは思いたくないからです。それでも共通点を考えてみます。あなたもその人も呼吸をしています。どちらも嫌なことから逃げたがるところがあるかもしれません。楽しいことを追いかけるけれど、プロセスそのものを楽しむことは忘れてしまうとか、生活からストレスを減らせたらどんなにいいだろうと思っているとか、誰かともっとつながりたいと感じているとか……。すると、その人とあなたを隔てていた壁が少しずつ薄くなっていくかもしません。相手との違いにではなく共通点に注目していると、その人とつながっていると感じられるでしょう。

　では意識をさらに広げて、友人、中立的な人、苦手な人をいっぺんに招き入れてみます。あなたとその3人は輪になって座っています。先入観、偏見、好き嫌いを手放して、同じ人間として3人を見るようにします。あなたはすでに、その人たちとの相違点（たいていは表面的なもの）よりも、共通点のほうがはるかに多いことに気づいているでしょう。その人たちとの隔たりではなく、共通点に注目したとき、どんな気持ちになるでしょうか。

　最後に、すべての人間を迎え入れるように意識をあらゆる方向へ広げていきます。好き嫌いを手放して、全世界70億の人びととの共通点を静かに思い浮かべます。愛によってつながっていることを感じましょう。

　ゆっくりエクササイズを終わりにします。

すべてはつながっている

　普遍的な人間性に目を向けるという、このエクササイズはシンプルです

が、人生に与える効果は絶大です。他者を自分とは相いれない存在、脅威を感じさせる存在としてではなく、同胞として見なすことを自然な「基本姿勢」にしていると、解放感や安心感がもたらされ、人間関係が変わり始めて、人生が楽になっていきます。判断力などいらない、というわけではありません。ある種の人たちからは自分の身を守る必要もあるでしょう。でも、周囲から完全に「孤立する」必要などないのです。

マインドフルネスと慈悲の中心をなす、このすべてはつながりあっているという概念(インターコネクティドネス)(訳注:仏教では「縁起」と呼ばれる)は、昔から宗教や精神世界で盛んに言われてきたことです。私たちは、今ようやく、その考えに追いつこうとしています。人生、経験、思考、感情、感覚、呼吸は、同じ1つの複雑で自然な流れをつくりだしている要素であることは、量子物理学を始めとする科学や心理学でも急速に認められつつある真理です。

この章では、このつながりあい(インターコネクティドネス)の概念を科学的に説明するとともに、日常的な意味合いを考えていきます。自信や自主性を損なわずに、それでいて自分と他者とを完全に隔てることなく、より柔軟な視点を持つには、どうすればいいでしょうか。

こうした視点に立つと、葛藤や失望から解放されて人生が楽になると言ったのは、「流れに乗る」ことができるようになるからです。仏教ではこれを「あるがままに受け入れる」と表現します。ただし、「何でもやみくもに信じる」という意味ではありません。自分の周りと内側で起きていることをつぶさに観察していると、すべてのものがたえず変化していること、一瞬たりとも同じ状態にはないことに気づくでしょう。前章でお話ししたとおり、あるがままに受け入れてこそ、自分の中のとどこおりや不要なものを手放し、たゆまぬ人生の流れをポジティブな方向へ導くことが可能になるのです。こうしたプロセスを他者とのつながりの感覚にまで広げていこうというのが、この章のねらいです。

幸いにも、女性は目的地までの道のりをすでに半分消化したようなものです。なぜなら、人とつながって協力することは女性の特質の一つだからです。狩猟採集生活を送っていた時代の女性たちは、自分や家族を危険から守るために共同体をつくっていました。今日でも、女性の大半は、誰かと仲よくな

り、友情を深め、守っていくことに、せっせと時間と労力を費やしています。

　友人をつくったり人間関係を築いたりすることは、単に女性の伝統というだけではなく、大事な遺伝的遺産でもあります。力を合わせるという能力を進化させたことで人間は繁栄してきました。つまり、「適者生存」というより、「最も思いやりのある者が生きのびる」のです。進化論で有名な生物学者チャールズ・ダーウィンは、著書『人間の由来』の中で、「適者生存」という言葉はたった2回しか使っていません。それに対して、「愛」という言葉は95回も使っています。他の強靭な生物に比べて身体能力の劣る人間が生きのびられたのは、共感能力のおかげであることをダーウィンは示しました。つながり合い、助け合う精神は自然の理にかなっているわけです。

孤立から共感へ

　つながりを意識しながら生きるほど、幸せと本質的な満足感は大きくなります。だからこそ、マインドフルネスのトレーニングでは、気づきと同じくらい慈悲的な側面を育てることが重要なのです。本当に幸せになるには、愛し、愛されることを学ばなければなりません。人との隔たりを感じながら、かたくなで孤立的に生きるのではなく、他者とのつながりに心を開かなければならないのです。

　あなたがつらい経験をしたときのことを思い出してみましょう。精神的な苦痛であれ、肉体的な苦痛であれ、その悩みの渦中にあるとき、あなたは孤独を感じたことでしょう。もしかすると、他人と自分を隔てる気持ちや他人をうらやむ気持ちが芽生えていたかもしれません。ただでさえつらいとき、自分よりましな経験をしている人を見れば余計つらくなるものです。

　今、特別な悩みや苦しみがないとしても、現代女性は、人とのつながりを遮断するような「壁」をつくりやすい社会に生きています。職場ではつねにタフでいなければならないし、プライベートはプライベートで、恋愛で傷つかないように自分を守らなければなりません。一方、人と人のつながりや共通性に目を向けるということは、自分自身の経験をとおして他者に共感を寄せ、「私」から「私たち」の視点へシフトすることを意味します。つまり、人は誰でも人生で一度や二度はつらい経験をするものだし、誰もそんな経験は

望まないけれど、それでも人間とはそういうものだということを理解することです。自分の苦しい経験をもとに、他人の苦しみを推し量ることができるなら、その苦しい経験を孤立感ではなく、共感とつながりの感覚につなげられるのです。

　幸せや喜びを感じているときもそうです。あなたと同じようにポジティブな感情を味わっている人のことを考えてみましょう。この瞬間、どこかにあなたと同じような経験をしている誰かがきっといるはずです。その確信を何度も思い出していると、つながりの感覚が養われていきます。

愛 ── ポジティビティ共鳴

　人とつながっているという感覚を持ち、愛の視点に立つことは、健康や幸福にも役立ちます。これはさまざまな研究で証明されていることです[*1]。

　社会心理学者バーバラ・フレドリクソンは、愛とは「崇高な感情──繁栄と健康にとって、おそらく最も欠かせない感情的経験である」として、これを「ポジティビティ共鳴」と呼んでいます。愛は、2人以上の人間がポジティブな感情を共有し、つながりあうときに経験されるものです。フレドリクソンは、ポジティビティ共鳴が起きるのは、次の3つの出来事が瞬時に生じるときだと言います。

1. 人と人が1つもしくは複数のポジティブな感情を共有するとき
2. その人たちの生化学的反応と行動が同時発生するとき
3. 相手の幸福に寄与しようという動機が反映されて、お互いをいたわるとき[*2]

　先述のとおり、互いにつながりを求めるようにできているのは、人が受け継いできた進化の遺産です。レジリエンス（心の回復力）が高い人ほど、他者とのポジティビティ共鳴を大切にします。人とつながるという、このポジティビティ共鳴の能力を高めることは、あらゆる対人関係能力を高めることにほかなりません。

　フレドリクソンは、愛、つまりポジティビティ共鳴は、上記の3つの要素があれば、どんなときでもスイッチが入ると言います。たとえばあなたが恋人

第9章 ✦ 他者を愛する　139

や親友と別れたとしても、人生から愛が消えてなくなるわけではありません。相手が誰であれ、その人と短期的・長期的にかかわらずポジティビティ共鳴を起こすたびに、あなたは、心身ともに愛の恩恵を受けるのです。

　すばらしいと思いませんか。日ごろから、人に出会うたびに心を開き、ポジティビティ共鳴を起こしてはどうでしょうか。そうすれば、愛はつねにあなたとともにあるのです。

感謝の方程式

　自分が正当に評価されているのを感じたり、その気持ちを表したりすることも、重要です。感謝とは次のような方程式で表すことができます。

　　感謝　＝　恩恵（親切な行為）＋恩人（親切な人）

　とかく私たちは、親切な行為そのものには感謝しても、その行為をしてくれた人への感謝は忘れがちです。たとえば、スーパーマーケットで商品を探すのを誰かに手伝ってもらったとしたら、「ありがとう。ご親切に」と言うでしょう。では、その代わりに「ありがとう。親切な方ですね」と言ったらどうでしょうか。表現の違いは微妙でも、ポジティビティ共鳴はずっと強くなるでしょう。感謝の気持ちの表し方ひとつで、それ自体が優しい行為となって返っていくわけです。こうしてポジティビティ共鳴を起こせば、お互いの人生をよりよいものに変えていくことができるのです。

　ポジティビティ共鳴は人を幸せにするだけなく、長寿にもします。フレデリクソンによれば、様々な人間関係に満足している人ほど健康で長生きします。一方、ポジティビティ共鳴の不足は、喫煙、アルコールの過剰摂取、肥満よりも、健康に悪い影響をおよぼすと、フレデリクソンは述べています。さらには、温かくて気遣いのある人間関係を築いている人は、風邪を引きにくく、血圧が安定し、心臓病、卒中、糖尿病、アルツハイマー病、ある種のがんになりにくいこともわかっています。要するに、他者との関係の質と量を高めれば、生命を脅かすようなリスクを減らせるということなのです。フレデリクソンの言葉を借りれば、「ポジティブな感情に心を開くことは、人生をよりよい方向へ変えていく成長の種をまくこと」なのです[*3]。

共感の科学

　共感を科学的に語るとき、その中心となるのが「ミラーニューロン」と呼ばれる神経細胞の働きです。私たちには他人の心の状態を読み取るという優れた能力が備わっていますが、その能力は脳スキャンによって観察することができます。心的苦痛や喜びといった強い感情を味わっているとき、脳の特定領域が明るく映し出されます。驚くことに、他人が同様の感情を味わっているのを「目撃する」だけでも、自分が味わっているときと同じ脳の領域が活性化するのです。

　「ミラーニューロン」によって、私たちの脳と神経系は他者の行動を鏡のように映し出します。たとえば、泣いている人を見れば、私たちにはその人の感じていること（部分的ではあるとしても）がわかるし、相手が笑えば、わたしたちも楽しくなったり、いっしょに笑ったりします。それはこのミラーニューロンの働きによるものです。

　興味深いことに、私たちはボディランゲージを頼りに相手の感情の多くを「読み取って」います。ですから、自分の身体への意識を高め、内面の状態に気づくようになれば、他人の感情を思いやり、相手に共感する能力も高まるわけです。相互理解は良好な人間関係には欠かせない要素です。

つながりと思いやりのある人生

　周囲の人と強いつながりを感じて幸せに生きたいなら、深い安らぎや満足感を育てていきましょう。ストレスフルで慌ただしい現代社会では難しいことですが、それでもペースダウンして、ほんとうの意味で他者を受け入れられるようになると、自分の思考や感情と調和し、自分にも他人にも優しくなり、競争より協力を大切にする関係を育んでいくことができるようになります。

　そうやってゆったりとした調和的なアプローチを取っていると、第4章で述べた脳の「安らぎ－つながり」システムが活性化されます。すると感情のバランスが調整され、ものごとを全体的にとらえる感覚、内面の力、健康、幸福感が強化されていくのです。

ほんとうの思いやりは健康にいい

　思いやりは、情緒面の健康に良いだけでなく、肉体にも精神にもさまざまな恩恵をもたらします。

　思いやりを生み出す「安らぎ－つながり」システムの大部分は、「抱擁ホルモン」のオキシトシンと「天然の痛み止め」と呼ばれるエンドルフィンによってコントロールされていますから、つながりの感覚は生化学的にも心地よいわけです。「安らぎ－つながり」システムのスイッチが入ると、回復プロセスを開始するよう、身体に指令が出されます。するとさらにオキシトシンとエンドルフィンの分泌が促され、健康と幸福の好循環が始まるのです。

　このとき神経系と心臓血管系もリラックスします[*4]。オキシトシンは、血管壁にある受容体と結合して動脈を広げ、結果として血圧を下げるので、「心臓保護ホルモン」とも呼ばれています。

利他心はあなたの強い味方

　信じられないことに、思いやりはがんのような大病にも効果があります。がんを始めとする多くの疾患や、強いストレス下で生きている人には炎症が見られます。それなら、幸福な人ほど炎症は軽いのではないかと思うでしょう。ところが、話はそう単純ではありません。「自分はとても幸せだ」と述べた人たちの細胞性炎症のレベルを調べたところ、自分の欲求が満たされていることをおもな理由として「よい人生だ」と答えた人の場合、実際には炎症レベルが高く、意味や目的のある人生を送っていることに幸せを感じている人だけが、炎症レベルが低いことがわかりました[*5]。ここで言う「意味や目的のある人生」とは、自分より他人を満足させることに重きを置く生き方、思いやりと利他心にあふれた生き方です。生きがいがあるからこそ幸せを感じるということです。

　ただでさえ忙しいスケジュールに「優しくなること」を追加したら、なおさらストレスが増しそうな気がしますが、こんな興味深い研究結果があります。他者を助ける人と助けない人を対象にストレスと死亡率の関連性を調べたところ、リスクが確認されたのは後者だったのです[*6]。ボランティア活動がもたらす充実感、いわゆる「ヘルパーズハイ」もまた「安らぎ－つながり」

システムから来るものです。ある研究では、ボランティア活動をする人はしない人より長生きすることがわかりました。ただし、ボランティアの理由が利己的ではなく利他的な場合に限られます[*7]。

でも他人を思いやることが自然にできない人はどうすればいいのでしょうか。大丈夫。慈悲の瞑想を実践するだけで、比較的簡単に思いやりの力がつくことがさまざまな研究から明らかになっています[*8]。それに、思いやりは特定の個人を助けるだけでなく、もっと広い社会を助けることにもつながります。たとえば学校や刑務所で慈悲の訓練を実践すれば、いじめは減るでしょうし、対人恐怖に悩む人、反社会的な行動を示す人にも、思いやりの訓練は役に立つかもしれません。さあ、ここからはあなた自身が実践する番です。次の2つのエクササイズを最低でも1週間はつづけてみてください。

〈習慣を手放すエクササイズ⑧〉
ちょっとした親切を実践する

誰かに親切にすると、あなたの1日が劇的に変わります。毎日1回、小さな善意の気持ちを行動に移してみましょう。相手は友だちでも家族でも同僚でもいいし、思いきって、苦手な人や嫌いな人を選んでもいいでしょう。大切なのは見返りを期待せずに、与える喜びを味わうこと。その人が今より少し気分がよくなるようなちょっとした行為でいいのです。ドアを押さえておくとか、コーヒーをおごる程度で十分です。

たとえば、仕事で苦戦している同僚の机に、ほっと一息つけそうなものを置いてくるのはどうでしょう。小さな花束やチョコレート、たった1杯のお茶でさえ、その人の1日は大きく変わります。私生活では、パートナーが嫌っている家事を引き受けるとか、大好きな料理をつくってあげるとか、友だちや隣人の子どものベビーシッターを買って出るとか。

恥ずかしさや恐れから、親切な行為をためらってしまうときは、その感情に目を向けて、受け入れます。でも、しばらく味わったあとは行動に出ましょう。優しさに関しては、向こう見ずなくらいがちょうどいい

のです。その日、実行した親切な行為——どんなことをやったか、どんな効果があったか——を記録しておきましょう。きっと励みになるはずです。

〈習慣を手放すエクササイズ⑨〉
１日に３人と意識的につながりを持つ

　私たちの多くは、希薄な人間関係しか持たないままで１日を過ごしています。日ごろ、ほとんど存在を意識していない人たちに目を向けて、毎日、少なくとも３人と心の中でつながってみましょう。たとえば、スーパーマーケットのレジでのんびりと支払いを済ませている人とか、コーヒーショップで飲み物を運んでくれる店員とか。その人も自分と同じ人間なのだという事実に「目覚める」と、たぶん新鮮な驚きを感じるでしょう。今度、誰かを「物体」のように扱っていることに気づいたら、立ち止まって、共通点を考えてみてください。呼吸していること、人とつながりたいと思っていること、苦しみを嫌い、楽しみを好むこと……。すると、あなたの相手に対する態度が変わってくるはずです。そのときの気持ちや気づきを毎日、記録しておきましょう。

つながりの瞑想

　この瞑想では、次の方法で他者とのつながりを深めていきます。
- 自分がその人だったらどうだろうと想像する。
- その人とともに呼吸する。相手も同じように呼吸していることや、呼吸が人と人に共通する最も本質的な行為であることを感覚的に理解する。また、相手の幸せや、世界全体の幸せを願う気持ちを、呼吸に乗せて伝えていくイメージを持つ。

- 自分中心だった興味関心の対象を人類全体に広げる。まず、安定したポジティブな自己意識を育て、自分という核を中心に、他者へ向けて意識を広げていく。

つながりの瞑想のためのアドバイス

　この瞑想は、愛、優しさ、人とのつながりの感覚を育てていく瞑想です。

　通常、慈悲の瞑想は5段階（自分／友人／中立の人／苦手な人／人類全体）で構成されていますが、ここでは実践しやすさを考えて、次の4段階で行います。まず自分自身を思いやり、そこから意識の輪を広げて、友人、身近な人たち、さらには世界全体を迎え入れます。

　あなたが悩みやストレス、ネガティブな感情にさいなまれ、慢性的に孤独を感じているとすれば、他人を思いやることは難しいと思うかもしれません。つながりの瞑想はハードルが高すぎると感じてもおかしくはないでしょう。その場合、まずエクササイズ⑧で身近な人にちょっとした親切を実践しながら、孤独に陥りがちな傾向を変えていくことが重要です。焦らずに一歩ずつ進みましょう。「瞑想に失敗はない」ということをつねに覚えておきましょう。

　いきなり万人を愛せるようになれ、とは言いませんからご安心を。この瞑想には、ゆっくり着実に孤独感から抜け出していくという、うれしい副作用があります。長い眠りから目覚めた人がまず手足を伸ばし、あくびをしてからベッドから起き上がるように、じっくり取り組んでいきましょう。他人との共通点を考え、その人にできるだけシンプルに、温かい気持ちを向けてみる、そして、その同じ気持ちを漠然と広げていくこと。それだけで、あなたの心ではじわじわと地殻変動が始まり、いつのまにか優しくおおらかになって、気がつけば人生が大きく変わっている、そんなパワフルな瞑想なのです。

　つながりの瞑想をつづけていると「軟弱な」人間になってしまわないか、と心配する人がいます。あなたが何カ月も何年も人生と闘ってきた人だとすれば、自分を守るために壁を築いていてもおかしくはありません。それは強くありたいからでしょう。

　もちろん、生きていくにはある程度の強さは必要です。その点でもマイン

ドフルネスは助けになりますが、それだけではありません。マインドフルネスは、あなたが築いてきた分厚い壁を溶かし、他人を同じ人間として受け入れやすくしてくれます。人生に抗うのをやめて、流れとともに生きれば、とてつもない解放感が得られます。

では、いよいよ実践です。瞑想を行うまえに、必ず次の説明文を読んでから行いましょう。

つながりの瞑想

※音声インストラクションは創元社ホームページから聞くことができます。
右のバーコードからも音声ダウンロードページにアクセスできます。

準備

リラックスすると同時に、しっかり目を覚ましていられるような体勢を取ります。椅子に腰かけても、床やベッドに横になってもかまいません。重力にしっかり支えられているのを感じながら、身体を落ち着かせます。

開始

呼吸の動きやそれにともなう感覚に意識を集めます。息をするたびに、身体の前側、後ろ側、両脇、身体の奥深く、そして表面が動いています。自分自身を思いやりいたわるように、1つひとつの呼吸に優しい気持ちを込めていきます。海のように広々とした意識の中を、今この瞬間、思考、感情、感覚が現れては消えていきます。そうやって移り変わり流れていくものを、ありのままに受け入れながら、温かなつながりを感じます。

では、あなたの友人を1人だけ思い浮かべます。あなたが好感を持っている人たちを代表するような人を選びます。その友人の姿を思い浮かべながら、意識の中にしっかり迎え入れます。今、あなたはその友人の

隣でいっしょに呼吸しています。

　では、自分と友人の似ている点を探してみます。外見や生き方は違っていても、どちらも同じように呼吸している人間です。あなたも友人も、苦しみからは逃れようとし、喜びにはしがみつこうとするでしょう。あなたが優しさ、幸福、達成感を求めるように、友人も優しさ、幸福、達成感を求めています。違いや隔たりの向こう側に手を差し伸べ、共通の人間性を感じます。そして、息をするたびに、友人に優しい気持ちを送り届けます。吸う息で、互いのつながりを強く感じ、吐く息で、友人の幸せを心から願います。

　次に、意識の輪を広げて、そのなかに身近な人たちを迎え入れます。家族や近所の誰かでもかまいません。その人たちの姿を思い浮かべ、それぞれの人生を想像してみます。きっと、あなたと同じように呼吸し、あなたと同じように、ときには悩み、ときには悲しみに打ちのめされ、またときには喜びを感じているでしょう。しばらくのあいだ、お互いの共通点を意識し、その人たちの隣で呼吸をします。そして、自分がその人たちとつながっていることを感じます。

　次に、意識の輪を大きく広げて、人類全体を迎え入れる段階です。自分自身の経験に照らして、人類とはどういう存在かを考えてみます。違いや隔たりではなく、共通の人間性を感じます。ありのままの自分を知っているあなたには、人類とはこういうものだということがわかるでしょう。自分の知っている苦しみの分だけ、人類の苦しみがわかり、自分の知っている喜びや幸せの分だけ、人類の喜びや幸せがわかります。

　呼吸に優しさと思いやりを込めて、広い世界へ送り届けます。吸う息で、人類全体に共感し、吐く息で、人類全体の幸せを願います。違いではなく共通点に目を向けます。吸う息で、この世のすべての人びとに心を寄せ、つながりを感じます。吐く息で、すべての人びとの幸せを願います。

　あなたが呼吸するたびに世界も呼吸しています。吸う息で、世界が柔

らかくふくらみ、吐く息で、世界がゆっくりしぼむ。世界全体が優しさと思いやりの呼吸で包まれていくのを感じます。吸ってふくらみ、吐いてしぼむ。

終了
　そろそろ瞑想を終わりにします。世界に対して温かく開かれた感覚をもう少しだけ味わっています。そのあと、ゆっくり目を開き、身体を動かします。日常生活に戻ってからも、この瞑想で育んだ人とのつながりの感覚を思い出すようにします。

クレアの日記
第6週：つながり

1日目
　先週あれほど盛り上がったので、今週の瞑想が待ち遠しかった。ところが精神的にも肉体的にもちっとも落ち着けず、自分に失望しかけている。そもそも友人の悩み苦しみなんて想像したくない。そういうことは毎日嫌というほどやっているのだ。瞑想に集中できないどころか、大声を上げて逃げ出したくなった。なぜこんなことをしなきゃいけないのだろう。覗き見するような感じで嫌だった。結局、最後まで瞑想をつづけられず、そのあと何時間も落ち込んだ。

2日目
　今度は、苦手なタイプの友人を思い浮かべることにしたが、進歩なし。もうこの瞑想はやめにする。いつもなら、さっさとヴィディヤマラに電話してアドバイスを求めるところだが、それもやる気になれない。誰にも話したくないのだ。つながりの瞑想につながれな

いのはなぜだろう。自分の気持ちをじっくり観察してみたが、わからない。もしかして、つながりすぎが原因？

　私はいつも他人の気持ちを汲み取るほうだ。共感や思いやり、善悪に関する信念を持つように育てられてきたし、理不尽なことに苦しめられている人を見ると、自分のことのように痛みを感じる。学校でも排他的な友人グループやいじめの問題に出会うたび、ものすごく嫌な気持ちになったものだ。人間はこうあるべきだという思いを持つようになったのは、父と母のおかげだろう。

　自分に子どもができてから、その思いはますます強くなった。多くのお母さんたちもきっと同じじゃないだろうか（子どもを持たないとわからないとは言わないが、こういう敏感さは出産と関係しているように思う）。3歳半のわが子を見ていると、戦争や貧困で親を失った子どもたちの記事を読むことができない。そういう子どもたちのための慈善活動にはかかわっているが、彼らの実情を伝える記事はつらすぎて読めないのだ。つい目をそむけてしまう。そんな私に、幸か不幸か、この瞑想は向き合えというのだ。毎日のように悲惨な目に遭っている人びとのことにもっと気づけ、もっと心を寄せろ、と。マインドフルネスに取り組み始めてから、これほどポジティブな気持ちになれないことはない。

1週間後

　この日記で私の反応が極端すぎることに気づいたヴィディヤマラが、電話をくれた。私のような反応は珍しいことではないという。彼女も以前は過剰に共感していたのだそうだ。

　それは、相手に思いやりを示しているようでいて、じつは恐怖を感じている状態なのだという。女性にはありがちなことだそうだ。ヴィディヤマラいわく、ほんとうの共感は強い自己意識から出発するものであり、あくまでもバランス感覚を失わずに、自分にとっても相手にとっても最も適切な方法で応えられることだ。

　彼女から私へのアドバイスは「もっとシンプルにとらえなさい」だった。誰かの苦しみに気づいたら、自分にできる現実的な方法で

手を差し伸べればいい。それができないなら（たとえばニュースの中の悲惨な出来事とか）犠牲者の痛みをわがことのように感じたところで、誰の助けにもならない……。そうかな。正直なところモヤモヤする。人を思いやるのは私の性分だし、ごく自然な反応なのだ。大げさでも何でもない。そういう自然な気持ちをなぜ抑えなければならないのだろう？

　でも、その気持ちに、今、振り回されていることは間違いない。そう思って、この章を読み返してみたら、悔しいけれど、私の気持ちはヴィディヤマラが言うとおり、共感もどきの恐怖だったようだ。休暇に向けてヴィディヤマラからこんな宿題を言い渡された。いつもは避けてしまうようなニュースや現実と向き合うこと。そして、自分の呼吸を感じながら、その問題を論理的に考えてみること。もし相手の苦しみを和らげる現実的な手立てが私にないなら、心を痛めるのではなく、心を開いて優しくありのままを認めるしかない。その人はその人なりに問題を解決しようとベストを尽くしているだろうし、私は私のできる範囲で思いやりを行動に移せばいい。

　で、どうなったかというと、多少の効果はあったようだ。まだまだ道のりは遠そうだが、少なくとも、街でホームレスの人を見かけても、にっこり笑って小銭を渡し、立ち去ることができるようになった。以前なら彼らの境遇を思って何時間も頭を悩ませたものだ。それに、慈善団体を通じて援助している恵まれない子どもたちのことも、今は冷静に考えられる。罪悪感なしに家族だんらんを楽しめるようになった。

　ささやかながら価値ある前進だ！

第10章
流れつづける、愛しつづける

人生はいつも思いどおりにいくわけではありません。それでも、マインドフルなアプローチを取れば、悪いものに対応し、よいものを受け入れられるような基盤を心の中に築くことができます。喪失の悲しみに直面したときなどには、この基盤が役立ちます。ここで、いくつもの思いがけない別れを経験してきたタニアの話を聞いてみましょう。彼女はアメリカからイギリスに移り住み、今は福祉の仕事に携わっています。

タニア（58歳）の場合

　10代で家出をしたあと、母の勧めで講座に通ったのがきっかけで瞑想を始めました。

　その後、姉と母を看病するうちに、マインドフルネスにも興味を持ち始めました。姉はがんと診断されてからたった4カ月で亡くなり、母もあとを追うように病に倒れ、数カ月後に息を引き取りました。たてつづけに肉親を2人も失った私は、心機一転、アメリカからイギリスへ渡りました。喪失の悲しみから逃れたかったのです。

　やがて私は瞑想講座で出会った1人の男性と恋に落ち、結婚しました。夫は命のかけがえのなさ、はかなさをよく知っていて、日常の中のちょっとした喜びでさえ見逃しませんでした。私はそんな夫といっしょに年を重ねていけることを楽しみにしていました。

　ところがある日、警察から、夫と前妻との間の息子が遺体で発見されたという知らせが入ったのです。息子には長いあいだ薬物とアルコール

に溺れていた過去がありました。それでも１年まえから悪習をきっぱりと絶って、家族とよりを戻し始めた矢先でしたから、悲しみはいっそう募りました。
　それからの２週間、呆然としながら葬儀の手配をしなければなりませんでした。すっかり打ちのめされている夫が心配で、私はできるだけそばを離れないようにしていました。ところが葬儀のあと、手をつないで礼拝堂の外を歩いていた、まさにそのとき、夫は突然倒れ、そして帰らぬ人となったのです。またしても大切な人を失った私は、それ以降、喪失の悲しみから逃げるのをやめました。夫の死の悲しみにも、それ以前の肉親たちの死の悲しみにも、できるだけ向き合うことにしたのです。もちろん、あまりにもつらいときには気を紛らわせたり、引きこもったりもします。でも、しばらくしたらマインドフルネスの実践を再開し、現実や心の痛みと向き合っています。
　瞑想の途中で急に、悲しみがこみあげてきて、嗚咽が止まらなくなることもあります。まるで胃のあたりに感情のしこりがあって、外に出たがっているかのようです。そんなときは自然にまかせることにしています。すると、しだいに嗚咽が収まって、瞑想にも戻ることができます。いえ、嗚咽さえも瞑想の一部なのかもしれません。ただあるがままに座っていると、やがてそれが和らいでいくのです。
　ふだんはヨガで身体への意識を高めてから、呼吸にフォーカスするタイプの瞑想をします。ときには慈悲の瞑想も行います。そんなときは私と同じように喪失を体験した友人や私が苦手だと感じる人を思い浮かべるようにしています。
　朝のヨガと瞑想が１日をマインドフルなものにしてくれます。それから、通勤時間には、風や太陽、鳥や木々など身近な自然に注意を向けるようにしています。職場では、ときどき窓辺へ行って、丘や空を眺めたりもします。街でホームレスの人たちを見かけると、少しおしゃべりしたりもします。
　女性はみな忙しすぎるのではないでしょうか。いつも誰かのために生きているみたいです。もうスーパーウーマンを演じるのをやめにして、

自分に優しくなるべきではないでしょうか。それを可能にしてくれるのがマインドフルネスだと、私は思うのです。

意識の焦点と呼吸

　ここまでは、1度に1つの対象に注意を向けて、集中力を高めていく瞑想を紹介してきました。心があちこちに散乱していると、自分が人生の舵取りをしているという感覚や、みずから選択しながら生きているという実感を持ちにくくなってきます。さまよいがちな心を落ち着かせ、注意がそれるたびに対象（感覚、思考、感情）に何度でも集中を戻すことを「集中瞑想」と呼び、この能力を鍛えることはマインドフルネス・トレーニングに欠かせません。

　さらに、「観察瞑想（オープン・モニタリング）」と呼ばれるアプローチでは、開かれた広い心を保つ能力を養ってきました。ものごとに「振り回されないでいる」ことは、自信を持って強く生きていくために欠かせない要素です。人生がどんな問題を投げつけてきても、このオープン・モニタリングのスキルがあれば、冷静で大局的な見方を保つことができ、無力感に代わって勇気が湧いてくるのです。肘掛椅子に腰かけ、両手を広げて、のんびりゆったり、堂々と優しく人生を迎え入れる姿勢だと思ってください[*1]。

　またオープン・モニタリングの能力は、たえず変化していく人生の流れを観察することでも鍛えられます。本章では、そうした観察を瞑想の中心に据えた「オープンハート瞑想」を行います。この瞑想は、視野の広い、受容力のある心──思考や感情に振り回されない、バランスのとれた心──を育て、さらには優しさや思いやりをも深めていきます。自分の命も、他者の命も、すべてがつねに変化しながら流れていくものであるということを深く実感させるくれる瞑想です。静かにたたずんでいるように見える山でさえも、つねに形を変え、侵食され、海に飲み込まれています。宇宙そのものもいつか終わりがくるでしょう。こうした万物の無常の流れを意識することで、人生の苦楽を、現れては消えていく波のように受け入れることを学ぶのです。その結果、つねに楽しいことを追い求め、苦しいことに抵抗しようとする衝

動が消えていくのです。これは心という気づきの入れ物を大きくしていくことです。心の容量が増えると、どんなことであれ部分にとらわることなく、全体として受け入れられるようになってきます。すると、自然に慈悲の心が生じて、調和と解放感が高まってくるのです。

ダナはさまざまな仕事を経て、今は書店を経営しています。万物の流れ変化していく性質を意識するようになってから、長年の悪習を断ち切り、安らぎを見つけたと言います。

ダナ（56歳）の場合

20代のころは散々でした。頭のけが、失恋、家族や友人の死、仕事のプレッシャー、なかなか取得できない職業資格……。セラピーを受けるうちに、東洋や瞑想の神秘に興味を持ちました。30代に入ると、独身だった私は、生活費のためだけにあくせく働くような生き方は何か違うと感じ始めていました。このまま新しい仕事のオファーを受け入れたら、自分の本心とストレスのあいだでバランスを取れるだろうか。悩んでいたころ、出会ったのが地元の仏教センターでした。そのころ煙草をやめたばかりだった私は、たとえ長年の習慣でも断ち切れないことはないと経験的に理解していたのですが、それと同じことが仏教では2500年もまえから教えられていたと知ったときには、さらに勇気づけられたものです。

仏教の教えとマインドフルネスの考え、そして瞑想、この組み合わせは、想像以上に私の助けになりました。それからの9年間、自信を持って、新しい仕事をつづけられたのは、マインドフルネスのおかげです。

その後、すばらしい男性と出会い、結婚してから、まったく新しい人生を歩み始めました。都会を離れて、小さな町に移り住んだ私たちは、以前より自由でシンプルな生活を送っています。

愛犬を見ていると教えられることがたくさんあります。五感を働かせて、散歩を思う存分に楽しむこと、新鮮な空気を胸いっぱいに吸い込むこと。この暮らしを始めてから、健康なときも苦しいときも、すべての

> 経験をありのままに自分の心の中に「包み込む」ことができるようになりました。

止まること、見ること

　心を落ち着かせ、集中力を高めて動揺を抑えていくプロセスは、「止」とも呼ばれています。心が思考や感情に振り回されている状態では、ものごとへの反応のしかたをなかなか変えられません。ですから最初に、1度に1つのことに集中するというシンプルな練習を繰り返すわけです。たとえば、ボディスキャンでは身体のどこかの部分に、呼吸アンカーでは呼吸に、思いやりの瞑想では感情に注意を集めます。すると心を覆っていた雲が晴れて、自分の置かれた状況や自分が考えていることがはっきりと見えてくるのです。

　「止」の次の段階であるオープン・モニタリングは「観」とも呼ばれています。瞬間、瞬間に生じてくるものを観察し、すべてがたえず変化し流れつづけていること、あらゆるものがつながりあっていることに気づいていく段階です。何が起きようと抗わず、柔軟で開かれた態度でかかわるようにしていると、経験の受け取り方が変わり、さらには他人に対する見方も劇的に変化していきます。この「観」のプロセスには、何ごとにも思いやりを持って接するという重要な側面があります。今この瞬間、あなたが何を経験していようと、それがポジティブなものであろうとなかろうと、どこかで誰かが自分と同じ経験をしているのだと気づくようになるのです。そうやって、優しさと思いやりを育てていくことは、ポジティブな波動を世界に向けて発し、自分の経験を人のために役立てることでもあるのです。

あなたは世界をつくっている

　集中瞑想と観察瞑想（オープン・モニタリング）、そして慈悲のアプローチは、瞑想の3本柱です。この本のすべての瞑想には、基本的な姿勢として慈悲の瞑想が織り込まれています。

　3つのアプローチがそろったとき、幸せでストレスの少ない人生の鍵である、気づきと優しさが育ちます。ものごとに動じない落ち着き、愛情、生き

ているという実感が、あなたの人生を根本的に変えていくのです。

　それだけではありません。「ものごとが移ろい変化していくという性質を観ること」には、愛による「開かれた気づき」を軸に生きていくという、さらに深い意味合いも含まれます。もし私もあなたもたえまなく変化しているのなら、私とあなたを隔てるものは、いったいどこにあるのでしょうか。他人とコミュニケーションを取るとき、とかく私たちは2つの「動かない」あるいは「固定化された」個人のあいだで対話が行われていると考えがちです。しかし、実際はつねに移ろい変化している2つの生命体のあいだで相互のかかわり合いがおきていると考えるほうが妥当だとしたら、どうでしょうか。もしそのように見ると、私たちの住む世界は一体どのようにみえるのでしょうか。私たちは冷たく固く尖った世界の不運な「犠牲者」などではありません。むしろこの世界の共同制作者なのです。一人ひとりの考え、言葉、行いが世界にさざなみのように広がり、それらが現実をつくり出しているのです。

　おそろしく責任重大に聞こえるでしょうか。でも同時に、そこには楽観性と可能性があります。なぜなら、ものごとの無常性をチャンスととらえ、その性質と調和して生きていくか、それとも逆らって、闘いつづけるかは、その人の選択次第だからです。そもそも、変化することが本質であるのに、それを変化させまいとすることに、いったいどんな意味があるのでしょうか。

　今、あなたはこの本を読んでいますが、そのことについて少し考えてみましょう。

> 　私は今、イングランドの自宅でこの本を書いている。あなたはそれを今どこかで読んでいる。私たちは物理的には完全に隔てられている。互いに違う大陸にいるかもしれないし、あなたが読んでいるのは、私がこうして書いている現在から何年も先の未来かもしれない。それでも私たちはここにある言葉や考えによって結ばれている。今、書斎の外には夕闇が迫っている。窓辺のデスクから目を上げるたびに、変化していく風景。空は暗さを増し、鳥たちは静かになっていく。私の思考も変わりつづけている。キーボードを叩いて文字を入力しては消し、そしてまた考え込む。あなたはこれを読んでうなずくだろうか。勇気づけられるだろ

うか。それとも納得せず、別のことを考え始めるだろうか。いずれにせよ私たちはこの対話を通じて変わりつづけている。あなたも私もこの段落の冒頭のときの自分と同じではない。私はあなたを知らないし、あなたがどんな状況でこれを読んでいるかもわからない。それでも今この瞬間、あなたとつながっているのを感じる。そしていつかあなたがこの文章を読むであろうことを知って、私はさらに変わるのだ。

　もし今、この部屋に大勢の人がいて、私がこの文章を読み上げるとしたら、私たち全員がともに経験をつくりだすことになる。私が緊張ぎみに読み始めると、その緊張はボディランゲージとなって現れる。身体がこわばり、声がうわずるかもしれない。聴衆の中にいるあなたはそれを感じとって、同じように少し身体をこわばらせる。やがて部屋中にかすかな緊張感が漂う。私は文章を読み上げながら部屋を見渡す。みんなは私の考えを受け入れているだろうか。それとも反感を覚えているだろうか。私は好意的に受け止められているのを感じてリラックスする。それがさざなみのようにあなたやみんなに伝わり、部屋中にリラックスの循環が生まれる。でも、誰かが私の考えに異議を唱えるかもしれない。私は感情的になるまいとする。むしろ、その人の考えに刺激を受けて、ディベートを始めるかもしれない。どちらにしても、今、こうして起きていることに誰もが影響され、来たときとは少し違う自分になって部屋を後にするだろう。

　こうした考えを人生全体に当てはめてみれば、誰もがたえずさざなみを立てながら生きていること、誰もが誰かのさざなみに影響されながら生きていることがわかるでしょう。マインドフルネスと思いやりの心を育てることには驚くべき意味合いがあります。その1つが、私たちの引き起こすさざなみがどんどん有益なものに変わっていくということです。自分が何を考え、何を言い、どう行動するかが重要であることに、私たちは気づき、確信を深めていくでしょう。一瞬一瞬の生き方によって、私たち自身が世界をよい方向に変える力になるのです。

　もちろん誰にだって脱線するときはあります。マインドフルネスは聖人に

なることでも完璧になることでもありません。でも、マインドフルネスを実践していると、たとえ脱線したときでも、そんな自分自身にたちまち気づいて、落ち着きと広い視野を取り戻すことができるのです。

〈習慣を手放すエクササイズ⑩〉

止まって、見る、聞く

　これは、毎日５分間、立ち止まって（手を止めて）周囲をよく見る、または周囲の音に耳を澄ませるというエクササイズです。最低でも１週間はつづけてみましょう。

　リラックスできる姿勢を取ったら（座る、横になる、立つ）、聞こえてくる音をあるがままに聞きます。何の解釈も加えません。次の日は、ただ見えてくるものをあるがままに見るようにします。

　一瞬一瞬、生じては消えていく音を音としてフルに感じることができるでしょうか。嫌いな音に顔をそむけたり、耳をふさぎたくなったりしないでしょうか。あるいは、気になる音のする方に、心がさまよい出したり、いったい何の音だろうと考えごとを始めたりするかもしれません。けれども、自分の身体の中にしっかり意識を置いたまま、ただ音を音として受け入れます。嫌いな音は嫌いと認め、好きな音は好きと認めたら、あとは手放すのです。どんな音も一瞬たりとも同じままではありません。たえず変化をつづけていることに気づいていきます。やがてそわそわしてきたり、退屈したり、自分のことに注意が向かったりするかもしれませんが、それはまったく普通のことです。自分の感じていることにオープンでいましょう。

　次の日は視覚的に同じことを行います。視界に入ってくるものをただ見るようにします。窓の外を眺めたり、部屋の中を見渡したり、屋外で寝転んで木々や空を見上げたりしてもいいでしょう。視野を広く保って、さまざまな形や色を受け入れるようにします。１つの対象をじっと注視するのではなく、さまざまなものが現れたり消えたりするのを見て

いきます。身体に意識を置いたまま、視界に入ってくるものの様子や、自分の心の動きに気づいているようにしましょう。

オープンハート瞑想

　この瞑想は、静かで優しく開かれた心を育てる瞑想です。心の視野を広げることで、何ごとにも動じず、ゆったり堂々と構えられるようになります。必ず以下の説明文を読んでから、瞑想を実践しましょう。

 オープンハート瞑想

※音声インストラクションは創元社ホームページから聞くことができます。右のバーコードからも音声ダウンロードページにアクセスできます。

準備

　姿勢を整え、できるだけリラックスします。重力に支えられているのを感じながら、身体を落ち着かせていきます。

開始

　意識を身体に向けて、呼吸の動きと感覚をゆったり眺めてみます。身体の前側、後ろ側、両脇、身体の奥深く、そして表面が、自然な呼吸のリズムでほぐされていくのを感じます。吸う息で、身体全体が少しふくらみ、吐く息で、身体全体が少ししぼむ。

　身体のどこかに、不快感、痛み、こわばり、抵抗があれば、すべてを優しく包み込んでいきます。違和感や不快感もつねに変化し流れていくのを感じます。愛する人が傷ついたときのように、自分の中にある違和感にいたわりの気持ちを向けて、呼吸のゆりかごで優しく揺らしてみま

第10章 ✦ 流れつづける、愛しつづける　　159

す。それでも強い抵抗や反発があるようなら、それも受け止めて、優しい呼吸をつづけます。重力に身体をあずけて、何度でも落ち着かせます。

次に心地よい感覚にゆっくりと意識の焦点を移していきます。肌に当たる日差しの感覚、顔がリラックスしていること、手の温かさ、楽しげな音、あるいは、今、不快な感覚がない、ということでもかまいません。身体全体を見渡して、はっきりした感覚だけでなく、かすかな、ありふれた心地よさにも気づいていきます。今見つけた、心地よく喜ばしい感覚が、一瞬一瞬生まれては消えていくのを、つぶさに観察していきます。

では、ここからは意識の視野をぐっと広げて、心の動きや身体の感覚を広角レンズで眺めていきます。不快なものが見つかってもこだわらず、快適なものが見つかってもしがみつかず、ただすべてが、呼吸と同じように、一瞬一瞬生まれては変化し、消えていくのをゆったりと眺めていきます。

では、意識の視野をさらに広げていきます。どんどん広がるその輪の中に、他の人びとを、生きとし生けるものを招き入れます。広々としたその意識の中で、今、すべてのものがたえまなく変化し、流れています。

1つひとつの呼吸に優しさを込めて、身体のすみずみへ届けます。それと同じ優しさを世界へ向けて送り出します。吸う息、吐く息のたびに、あなたと世界を隔てていた固い壁が少しずつ消えていくようです。

今、あなたは世界といっしょに呼吸をしています。吸う息で、世界全体がふくらみ、吐く息で、世界全体がしぼむ。すべてが一瞬たりともとどまることなく、変化しています。慈愛に満ちた呼吸が世界全体に広がっていくのを、しばらく感じているようにします。

終了

ゆっくりと瞑想を終わりにしていきます。日常生活に戻るまえに、もう一度、あらゆる経験に心を開き、すべてをたえまない流れとしてとらえる、という感覚を確かめましょう。用意ができたら、少しずつ身体を

動かします。このあとの生活でも、呼吸に優しさを込める意識を持ちつづけるようにします。

クレアの日記

第7週：オープンハート

1日目

　この瞑想は取り組むまでに時間がかかった。先週、感じた強烈な感情の影響なのかどうかはわからないが、瞑想をやらないための言い訳ばかり考えてしまう。「瞑想しなさい！」と声に出して自分に命じる始末だ。

　でもやってみたら、とても心地よかった。「ほんとにこれでいいのかしら？」というくらいのぼんやりした感覚しか得られなかったけれど、マインドフルネスに取り組もうという前向きな気持ちが戻ってきたのは確かだ。

2～7日目

　不思議なことにオープンハート瞑想がどんどんおもしろくなっている。この瞑想を始めて以来、楽しい経験のかけがえのなさに気づくと同時に、不快な経験（仕事のストレス、夫とのケンカ、ちょっとした身体の不調）もたえず変化し流れていることに気づいた。どんなに自分が恵まれているかを立ち止まって考える、そして「あれをやらなければ、これをやらなければ」とバタバタ動き回るのをしばしこらえるようになった。落ち着いて人生をコントロールしている感じがする。強制されているのではなくて。もちろん、人生の出来事をコントロールすることはできない。でもその出来事にどう反応するかはコントロールできるのだ。そう思うとホッとする。

第10章 ◆ 流れつづける、愛しつづける　161

第4部

日常に
マインドフルネスを
落とし込む

第11章
ストレスよ、さようなら

　ここまでマインドフルネスのさまざまなスキルを学んできました。練習方法も理解されてきたと思います。でも、その知識を頭にしまい込んだままにしないでおきましょう。日常生活に生かすことが大切なのです。

　ではここでジャネットの話を聞いてみましょう。彼女はスラム街で13年間、社会福祉の仕事をしていましたが、ある事件をきっかけに心身のバランスを崩し、仕事も人生もままならなくなりました。

ジャネット（40代）の場合

　私は、貧困、薬物依存、心の病気などの問題を抱える人たちを助けるために働いていました。仕事柄、路上に出ることも多く、行く先々でたくさんの死や暴力を目の当たりにしました。でも6年前、1人の女性が目の前で自殺したことをきっかけに、身も心もすっかりおかしくなってしまったのです。それで仕事をやめざるを得なくなりました。線維筋痛症と慢性疲労症候群を発症し、障害給付金を受けるようになったのは、ほんとうに辛い体験でした。

　以前は、マインドフルネスに興味はあっても、忙しすぎて実践をあきらめていました。ところが、突然、不安発作に襲われ、不眠と慢性痛に悩まされるようになって、瞑想講座に駆け込んだのです。そこで週5回、歩行瞑想とマインドフルネス瞑想を学びました。

　マインドフルネスのさまざまなスキルを組み合わせることが、私には一番合っているようです。トラウマと痛みを癒すことに関しては、慈悲

の瞑想が最も効果的です。自己嫌悪を手放して、自分を愛することを学びました。人をまったく信じられなくなっていた私が、本来の思いやり深い自分を取り戻せたのも慈悲の瞑想のおかげです。以前のように、人のことを思いやりすぎて「燃え尽きる」ということもありません。

　記憶力、集中力、呼吸の意識が高まって、それで不安が軽減されています。ボディスキャンは痛みを軽くしてくれます。今この瞬間とつながることで、悩みや恐怖からも解放されるのです。

　もう1つ重要なのは、マインドフルネスを日常に生かしていくことです。私は身体の痛みを和らげるためにゆったり暮らすようになりました。健康にどれだけ問題を抱えていようと、自分の生き方にマインドフルであるべきだと思います。自分のやっていることにどれくらいの時間を費やし、どれほどのエネルギーを取られ、どんな影響を受けているかということをつねに意識すべきです。慌ただしい生活のペースを緩めること、日常にマインドフルネスをとり入れたことで、私は自分の生き方が心身にどれほど影響を及ぼしているかに気づきました。ストレスとの付き合い方もうまくなりました。たとえば病院の検査結果を聞くときがそうです。ひと呼吸、間を置くと、相手の言うことに耳を傾けられるし、将来に対する不安や恐怖から自分を切り離すことができます。消化不良や吐き気の問題もかなり減りました。以前に比べて心身が調和してきたのを実感しています。これは驚くべきことです。

いつでもマインドフルネス

　ジャネットの体験談は、決められたトレーニング期間だけでなく、ふだんの生活にマインドフルネスを取り込むことの大切さを物語っています。どんなに頑固な習慣でも、日常的にマインドフルネスを実践していれば、着実に変化させることができるのです。

　日常の中にマインドフルネスを落とし込むことは、人生全体をマインドフルネスの実践の場として完成させていくことです。瞑想を定期的に行ってい

て、その最中は比較的うまく心を落ち着かせられても、日常に戻ったとたん、たちまちストレスで神経をすり減らしているようでは元も子もありません。

　瞑想を終えた直後は、たぶんあなたも「今日１日、この落ち着きと集中力とポジティブさをキープするぞ」と思うでしょう。でも、スマートフォンを開けば山のような受信メール。電話が鳴ったかと思えば、ベビーシッターの遅刻の知らせ。あなたのストレスを感じとってぐずり始める子どもたち……。１日が終わるころには、瞑想よりグラス１杯のワインに魅力を感じるかもしれません。今日がだめでも、明日があるから大丈夫？　でも、そんな気持ちで臨んだ翌朝の瞑想は、ポジティブな心を育てる時間というより、前日の散らかった心を回収するための時間になることでしょう。心を「ニュートラルな状態に戻して」少しばかり静めていくことはできても、心にポジティブな変化を起こすまでには至りません。ただし、そういう傾向があるとしてもがっかりしないでください。心が少しでも静まるなら、まったく瞑想をやらないよりはずっといいのです。

　こうした「カオス」を女性特有の現象として片づけられることには、いらだちを覚えますが、さらに憂鬱なのは、多くの女性が職場や社会で男女平等を求めながら、家ではあいかわらず家事の大部分を引き受けていることです。2013年発表のヨーロッパ社会調査を見ても、イギリスの女性は、生計を支える稼ぎ手として週30時間以上も働きながら、掃除洗濯の70％を負担しています[*1]。つねに時間に追われている私たち女性が心の安らぎを手に入れ、ストレスから解放されるためには、日常にマインドフルネスを落とし込んでいくことこそが必要なのです。マインドフルネスが日常の一部になったとき、瞑想の時間は人として真に成長するための時間になります（もちろん、マインドフルネスは、パートナーに家事を手伝ってもらうための方法を見つけるのにも役立つでしょう）。

中道を見つける

　「日常生活のマインドフルネス（Mindfulness In Daily Life）」は、頭文字を取ると、「MIDL」となります。つまり、「中道（middle way）」を見つけることが重

要なのです。日常の中で、自分が中心をはずれて極端に片寄っているときは、マインドフルネスによって、そのことに気づき、バランスと調和を取り戻すのです。

具体的に考えてみましょう。

1．元気のもと／疲れのもと（サステイナー／ドレイナー）

人生には、元気を与えてくれる要素（サステイナー）と、疲れをもたらす要素（ドレイナー）があります。元気のもとより疲れのもとが多くなると、ものごとを広い視野で見ることができなくなり、悪くすれば、抑うつ状態に陥ったりもします。マインドフルネスは疲れのもとを人生から一掃してくれはしませんが、それらとの付き合い方を改善してくれます。重要なのは、あなたをはつらつとさせ、人生に意味を与えてくれるような活動を優先することです。たとえば、仕事を変えるにしても、新しい趣味を始めるにしても、昔あきらめた夢にもう一度挑戦するにしても、マインドフルネスは、あなたにとってほんとうに大切な、心の奥底にある価値観に気づかせてくれるでしょう。重要なのは、心からの要望を満足させるような方向へ進む勇気を持つことです。

では、その価値観や優先順位はどうやって見つければいいのでしょうか。

まずサステイナーのリストをつくりましょう。元気と喜びを与えてくれる活動を思いつくままに書き出します。友だちに会う、子ども（孫）と遊ぶ、本を読む、料理をする、音楽を聴く、泳ぐ、スカイダイビングをする、何でもかまいません。

次にドレイナーのリストをつくります。苦痛に感じること、疲れることを書き出しましょう。権威ある人たちを相手にする、車を長時間運転する、パソコンを操作する、電話で話す……。もしかすると家族と過ごすこともストレスかもしれません。正直に書いていきます。

出来上がったサステイナーのリストの中に、何かの理由であまり実行できていないものがあれば、実行の機会を増やす方法を考えましょう。たとえば、友だちに手の込んだ料理をごちそうするのが好きなのに、忙しすぎてできないとしたら、せめて1カ月に1回は機会をつくるとか、もっと映画を観たい

のに仕事や家事の疲れで出かける気にならないなら、1晩だけでも出かける努力をしてみるとか。ほんのわずかな行動でも、その効果は案外大きなものです。

　もちろん、現実的に実行不可能なサステイナーもあるでしょう。たとえば怪我で大好きなスポーツができないとか。それならそれで、満足感や喜びが得られる別の方法を考えればいいのです。時間や肉体的な制約で冒険心を満たすことができないときは、瞑想の時間を利用して、心という内なる世界へ分け入る冒険家になってはいかがでしょうか。あなたの心の奥底にしまわれた動機や価値観が表に出てこられるように、想像力を働かせて、その方法を見つけ出してみましょう。

　次にドレイナーのリストです。すべての項目を取り除くことはできないとしても、影響を少なくする方法はないでしょうか。たとえば、仕事のために長時間、車を運転しなければならないなら、せめて1時間ごとに15分の休憩を取るとか。職場で苦手な人とかかわる必要があるとしても、1時間に1回、3分間呼吸空間瞑想（183ページ参照）を行うとか。この瞑想を行うと、心がすっと落ち着いて、無力感や閉塞感が和らぎます。

　次に、自分にとって最も重要なサステイナーと最悪のドレイナーをそれぞれ5つに絞ります。マインドフルネスを日常生活に落とし込んでいく際に、これら5つのサステイナーはあなたが最も優先すべき活動です。一方、5つのドレイナーは、あなたの生活を乗っ取られないようによく目を光らせておくべき活動です。スマートフォンなどにメモしておいて、気分が落ち込んだときなどに見返してみるといいでしょう。

消耗のスパイラルに気をつける

　ここに書いたとおり、サステイナーの影響を増やし、ドレイナーの影響を減らすような選択を行い、日常生活のすみずみにマインドフルネスを取り込んでいけば、生きがいと満足感のある豊かな人生が待っているでしょう。

　けれども、必ずしも口で言うほど簡単ではありません。どんなに順調な人生でも、突如としてストレスフルな問題は起きるものです（たとえば、手に負えないほど仕事の量が膨れ上がる、家族が病気になる、誰かと意見が衝突する、など）。

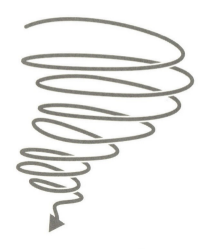

人生を楽しむどころでなくなったあなたは、「しかたがない。何かをあきらめよう」と思うでしょう。そして、たいていの場合、いくつかあるサステイナーの中でも、人に迷惑をかけずにあきらめられるもの（ジムに行く、映画を観る、本を読む、など）からあきらめていくのです。

　元気の源であるはずのサステイナーを1つ犠牲にする一方で、消耗させられるタスクだけはすべてこなさなければならないのですから、その週が終わるころには、疲労とストレスはますますひどくなっているでしょう。そして、へとへとになったあなたは、また1つサステイナーをあきらめなければならないと感じます。次の1週間が終わるころには、疲労はさらに蓄積し、あなたはまた何かを断念することになり……。そうやって陥るのが「消耗のじょうご」とも呼ばれる下降スパイラルです[*2]。

　このスパイラルの一番上の輪は、仕事、家庭、友人、趣味などの要素が詰まった充実した人生を表しています。一番下の輪は、仕事、掃除洗濯、食料品の買い物など、生きていくために最低限必要な要素だけの人生です。調査によれば、消耗の下降スパイラルをたどりやすいのは、最もまじめな働き者であり、自分の仕事ぶりと自信とが強く結びついている人です。研究者は「働き者」「仕事ぶり」と表現していますが、この症状は、家庭や友人関係にも当てはまります。

　サステイナーを増やし、ドレイナーを減らすことを心がければ、こうした

第11章 ◆ ストレスよ、さようなら　169

消耗の下降スパイラルを回避し、マインドフルな生活を維持することができるでしょう。つまり、楽しさや喜びを生活の中のオプションではなく必要不可欠な要素にするのです。

2. ペースを守る

　私たちの多くは、程度の差こそあれ「過活動」と「低活動」が目まぐるしく入れ替わるような生活を送っています。元気いっぱいと疲労困憊のあいだを激しく行き来しているのです。
　気力と活力がみなぎっているときは張り切りすぎて、その結果、くたくたになります。すると、やる気が起きず、不活発になりますが、元気が回復したとたん、遅れを取り戻そうと、また頑張ります。それがストレスになり、また、がくっときて、やるべきことがはかどらず、調子がよくなると、またがむしゃらになる、ということの繰り返しなのです。

サイクルを断ち切る
　マインドフルに生きるためには、健康と幸福にプラスになるような活動レベルを維持すべきなのはもちろんのこと、過活動か低活動かという極端なサイクルも断ち切らなければなりません。過不足なく、適度なペースを守るには、日常にマインドフルネスを取り入れて中道を行くことが大切です。どんなときも、呼吸への意識と広い視野を忘れずに、サステイナーを優先させましょう。1日に何度か3分間呼吸空間瞑想を行うと、目まぐるしいサイクルから抜け出して、息を吹き返すことができます。

くたくたになる前に一休みする
　アンジェラは35歳のときにアクシデントで身体を傷めてから、ペースを守ることの大切さを知りました。

> **アンジェラ（50歳）の場合**
>
> 　以前は倒れるまで身体を酷使していました。大好きな水泳にしても、

> がむしゃらに泳いでは腰痛を悪化させ、何日も、何週間も泳げなくなっていたのです。でも今はペースを守りながら泳ぐので20往復しても大丈夫です。定期的にちょうどよく泳ぐようにしているので健康を維持できています。泳ぎすぎて寝込んでいたころとは大違いです。
>
> 　マインドフルネスを日常生活に取り入れるようになって一番変わったのは、くたくたになるまえに休憩するようになったことです。パソコン操作から、料理、買い物に至るまで、生き方のさまざまな面が変わりました。これは、いざというときのために、なにがしかの貯金をしておくようなものだと思います。所持金をいっきに使ってしまったり、残高がマイナスになるほど使ったりしていると、不意の出費に対応できませんよね。それと同じことです。何ごとも適切なペースを守ることが重要です。

　あなたは頑張りすぎていませんか。定期的に休憩を入れたら仕事がはかどらないと思っていませんか。でも、仕事の進捗を妨げず、それでいてくたくたになるまえにひと息入れる、ちょっとした方法はあるはずです。たとえば、時間を決めて3分間呼吸空間瞑想を行うとか、デスクに向かったまま大きく伸びをするだけでもいいのです。

3. 柔軟でいる

　私たちは不快な経験に対して「フタをする」か「飲み込まれるか」という両極端な反応を取りがちです。次の表を参考に自分にどんな傾向があるかを考えてみましょう[*3]。

　たとえば、しょっちゅうこんなことを考えているとしましょう。「ああ、こんな仕事、大嫌い。くたくたで、もう限界。さっさと辞めてしまおうか。でも次の仕事が見つからなかったら生活していけないし、家を手放さなきゃならないかもしれない。ああ、どうしよう。」

　この手の「おしゃべり」が頭の中でよく繰り広げられているとしたら、ものごとに圧倒され「飲み込まれる」傾向があるということです。一方、自分

1次的体験
身体に生じる基本的な不快感
（マインドフルネスによって敏感になる）

↓

抵抗／怒り
（マインドフルネスによって軽減／克服できる）

↓

2次的体験
精神的、感情的、肉体的反応
（マインドフルネスによって軽減／克服できる）

フタをする	飲み込まれる
● 不快感に心を閉ざす ● そわそわする ● 「止まる」ことができない ● 義務感に駆られる ● 嗜癖行動がある 　・食べ物 　・たばこ 　・アルコール 　・麻薬 　・過剰なおしゃべり 　・仕事中毒 ● 情緒不安定で神経質 ● 不安 ● 怒りっぽい ● 否定 ● 「頭でっかち」で身体への意識が希薄 ● 過剰にコントロールしたがる	● 不快感に圧倒される ● 疲れ果てる ● 動かない、怠惰になる、筋肉が衰える ● 興味を失う ● 感情が鈍くなる、受け身になる ● 気分が落ち込む ● 自己憐憫、自分は被害者だという意識 ● ささいな事で大騒ぎする、ものごとを広い視野で見られない ● 身体への意識に支配される（たとえば疲れや痛み） ● 主体性を失う 　・引きこもり 　・孤立

の心と身体を「切り離し」て、不快感や違和感から目をそむけがちだとすれば、それは「フタをする」傾向があるということです。

　この表の中に思い当たるものがあるとしても、自分を責めないでください。たいていの人に、大なり小なり同じような傾向があるのです。

　自分が経験していること全体に注意を向け、1次的体験（その瞬間瞬間身体に生じる基本的な感覚）と2次的体験（1次的体験から生じる思考、感情、妄想、恐れ、不安）とを区別できるようになることが、マインドフルネスの重要な要素のひとつです。このスキルが身についてくると、思考や感情に巻き込まれずに、ありのままの1次的体験に意識をとどめておくことができるようになります。

　そのために重要なのは、「フタをする」か「飲み込まれる」かという極端に走りそうになっている自分に気づき、バランスを取ることです。たとえば、ストレスで肩こりや頭痛を起こしているとしましょう。不快感に「フタをして」身体を切り離すタイプの人は、その痛みに今よりも少しだけ歩み寄って、自分の中で起きている実際の感覚に気づく必要があります。そして、身体全体で呼吸を意識しリラックスすることで、今まで蓄積していたこわばりをほどいていくのです。

　一方、経験に「飲み込まれる」タイプの人は、心の視野を広げて、別のものを招き入れる必要があります。鎮痛薬を飲んだのに、まだ頭痛のことが心配で心配でたまらないとしたら、心地よいものを探しましょう。たぶん身近なところにきっと視覚や嗅覚を楽しませるものがあるはずです。呼吸のたびに、自分のおなかが柔らかくゆったりと動くことに気づくだけでも効果があります。

　そうやってフタをせず、飲み込まれず、バランスを取るようにしていると、2次的体験から生まれる苦悩の分厚い層を取り除き、純粋な1次的体験と「ともにいる (be with)」ことができるようになります。そうやって経験の「本質」が見えてきたとき、初めて、それが思っていたほど固定的、不変的なものではなく、つねに変化し、流れているものであることに気づくのです。ものごとに振り回されるのをやめて、人生をあるがままに、心穏やかに生きることができるようになるはそのときです。

4. 最適なストレス状態を見つける

　ストレスのまったく存在しないことが理想と思われがちですが、充実した人生を送るには適度なストレスは必要です。ストレスが最適な状態は「ユーストレス（有益なストレス）」と呼ばれますが、それもまた、極端な反応を避けてバランスをとることの1つです。

　ストレスが少なすぎれば、人間は退屈、無気力、無感動、うつに陥ります。持てる能力を効率的に発揮して、最高のパフォーマンスを実現できるのは、少しだけ多めの刺激を受けて、中程度に「覚醒している」ときです。一方、過剰な刺激は「ディストレス（有害なストレス）」につながり、パフォーマンスを低下させます。そうなると、疲れから効率が下がり、不安やいらだちが募り、消耗し、最終的には心身の健康が破綻することになりかねません。

　ユーストレスとは、刺激不足による無気力状態と、刺激過剰による消耗とのあいだで中道を見つけることなのです。

　ユーストレスはリソース（対応能力）がストレス要因を上回っている状態とも言えます[*4]。想定外の要求に十分に対応できる、つまり「余力」がある状

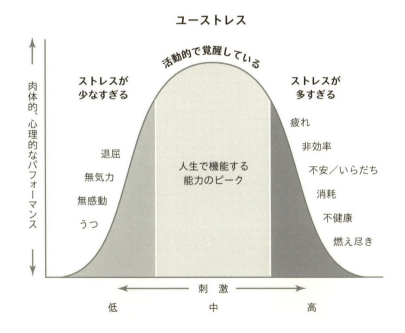

態がユーストレスです。一方、ストレス要因がリソースを上回ると、ディストレスになります。それが長期間つづけば、身体と心の健康に深刻な影響が出てくるでしょう。したがって、次のような方法で、ストレス要因に打ちのめされないだけのリソースを増やすことが重要です。

- サステイナーを優先する：サステイナーのトップ5（167ページ）に集中し、消耗の下降スパイラル（168ページ）に陥らないようにします。
- ポジティビティを伸ばす：第8章、第9章で述べたとおり、ポジティブ感情がストレスを軽減することは科学的に証明されていることです。ポジティブな人ほどストレスフルな出来事に直面したとき、病気になりにくく、医療サービスの利用頻度が低いことが判明しています。
- 「世話-友情」反応：ストレスは「闘争-逃走」反応を誘発するばかりではありません。1900年代の調査は、ストレスが「世話-友情」反応を引き出すことを示しています。男女ともに、他者をより信用し、寛容になり、自分の幸福を犠牲にしても他者を守ろうという気持ちが強くなるのです[*5]。「世話-友情」反応は、人を社交的で勇敢で賢くします。行動を起こすために必要な勇気と希望を、そして巧みに行動しようという気づきをもたらすのです。マインドフルネスと慈悲のトレーニングを行っていると、ストレスフルな時期に「世話-友情」反応を起こしやすくなります。
- 3分間呼吸空間法を行う：呼吸に意識を集めると副交感神経が活性化されるので、交感神経優位による闘争-逃走反応は静まっていきます。たった3分間でもかなりの効果を期待できますが、1日に何回か行えば、さらに効果的です。これを繰り返していると、ストレスを感じ始めたときでも、自分の呼吸に意識を置くことが習慣になっていきます。

5. 基本的な生活習慣に気をつける

　食事、睡眠、運動などの生活の根本的な部分にもバランスは必要です。単に瞑想を行うだけでなく、こうした基本的な生活習慣にもマインドフルなアプローチを取り入れれば、人生はさらに大きく変わります。逆に、身体と心の根本的な要求を無視したままでは、瞑想の効果は半減してしまいます。

食事

　幸福には、健康でバランスのよい食生活が欠かせません。「マインドフル・イーティング」という講座では、女性たちをダイエットと過食の堂々巡り（摂食障害）から抜け出させ、規則正しく節度のある食生活を送れるようにするための指導が行われています[*6]。

睡眠

　ネットにつながりっぱなしの現代生活は睡眠パターンに悪影響を及ぼします。パソコン、タブレット端末、スマートフォンなどのLED画面が発するブルーライトは、身体を睡眠に向かわせるホルモンであるメラトニンの分泌を抑制します。経済社会学研究会議によれば、イギリス人の10人に1人が何らかの睡眠剤を常用しています。2015年、ナットフィールドヘルス（訳注：病院やフィットネスジムを展開しているイギリス最大の非営利ヘルスケア提供機関）は、イギリスの成人の平均睡眠時間は7.1時間であり、推奨される8時間を「大きく下回っている」と報告しました。「たった1時間弱じゃないか」と思うかもしれません。でもそれが毎晩つづけば、あっというまに睡眠不足に陥ります。自分が理想的な睡眠時間を取れていないと考えただけでも、ますます不眠になりそうですが、ましてや疲れ切ったままでは、能力を発揮することもユーストレスを維持することも難しいでしょう。

　そこでマインドフルネスの出番なのです。交感神経の働きを抑え、副交感神経を優位にし、身体と心を落ち着かせ、すみやかに眠りにつけるようにしましょう。マインドフルネスを実践すれば、自分の問題がわかり、解決策も見えてきますから、あとはそれをつづけることです。たとえば就寝まえに刺激物を避ける（カフェインやアルコールだけでなく、スマートフォンも含まれます）、同じ時刻に寝るようにする、ベッドに入ってからテレビを観たり仕事をしたりしない、などなど「睡眠衛生」によい習慣を定着させましょう。

運動

　身体の使い方に関しても「ハードエッジ」と「ソフトエッジ」の中間を行く必要があります。「無理をしすぎず、手を抜かず」その間でバランスを取る

姿勢は、ジムのトレーニングから歯磨きのような日常的な動作に至るまですべてに当てはまります。

「ソフトエッジ」とは動きを感じ始めるポイントを意味します。たとえば、ひざを曲げるとき、つっぱりや圧迫感を最初に覚えるポイントです。ソフトエッジを見つけるには繊細さが必要です。ゆっくりとマインドフルに動いて感覚を探りましょう。つっぱりや圧迫を感じたら、呼吸の助けを借りながら少しだけ動かしていきます。息を止めたくなるかもしれませんが、マインドフルな動作では必ず柔らかく呼吸をつづけます。あと少しだけひざを曲げたら、そこでストップです。やりすぎればケガの一歩手前の「ハードエッジ」に達します。そのハードエッジを越えると、力みでプルプル震えたり、息を止めたりするようになります。

ソフトエッジとハードエッジのあいだで無理なく身体を動かしましょう。ヨガなどで身体を伸ばす際に最も効果的なのは、ポーズをキープできないような強いストレッチではなく、適度なストレッチです。筋力がついて柔軟性が増してくると、エッジは変化します。日によっても変わります。

6. 迷ったら息を吐く [*7]

ストレスはたちまち身体に現れます。一般的なのは頭痛、肩こり、腰痛ですが、こうした症状はストレスが原因で呼吸に乱れが生じて起きる場合があります。医学的調査によれば、人は何かに集中しているとき、肩に力が入り、前かがみになり、息を止める傾向があります[*8]。この傾向がつづくと、生化学的な変化が起きて、身体がストレス状態に陥るのです。

通常、何かのタスクを実行するとき、身体は行動を起こそうと準備します。そしてタスクが終わればリラックスします。ところが、パソコンやテレビの前で過ごす時間が長い現代人は、刺激を受けつづけているために、身体のスイッチが入ったままになりがちです。

パソコンやモバイル端末などのスクリーンに向かい、タイピングに没頭していると、呼吸が浅くなる、息が止まる、過呼吸になる、といった症状が現れます。こうした呼吸不全は交感神経を刺激して闘争−逃走モードを活性化し、ホルモンバランスを乱します。これは「スクリーン無呼吸症候群」また

は「メール無呼吸症候群」と呼ばれる現象で[*9]、当然ながら健康に悪影響を及ぼします。

　職場などで、日々、相当のプレッシャーを感じている人、自分に合わない椅子やデスクを使い、猫背で座ったまま長時間を過ごす人は、呼吸障害を起こしやすいこともわかっています。

　呼吸は心拍数、内臓、血圧、消化、筋骨格系に関係している、最も重要な生理的機能ですから、その呼吸を意識的にマインドフルに改善していくことは、身体の生理機能を助けるために自分でできる最善の方法の1つなのです。呼吸を改善すれば、たとえば頭痛や肩こりが和らぎ、体幹が鍛えられるなど、絶大な効果が期待できます。

　さて、あなたの呼吸は今どんな状態でしょうか。ストレスを受けていると、人は息を吐ききることをおろそかにしがちです。そういう場合は、次のことを心がけましょう。

　息を吐ききる。そして吐ききったあと、一瞬の間を感じる。

　しばらくのあいだ自然な呼吸の流れを味わう。

　この呼吸のことをときどき思い出せるように、パソコン画面の隅などに緑色の丸いシールを貼っておくといいでしょう。その緑の丸が目に入ったら、息を吐ききり、奥歯の力を緩めます。鼻から吸って、鼻から吐いて、一瞬、間を置いたら、浜辺に打ち寄せる波のうねりのように、次の吸う息が自然に身体に入ってきます。吸い込んだら、また吐ききります。これを何回か繰り返しましょう。

　ジュリアは1年の半分はロンドンで開業医として働き、残りの半分はネパールで医療ボランティアをしています。22年まえ仏教を通じてマインドフルネスと出会いました。

ジュリア（45歳）の場合

　瞑想は、仏教を学ぶ上で、しかたなく付いてきたおまけのようなものでした。私の興味は仏教哲学のほうにあったのです。でも数年間、瞑想にも根気よく取り組みました。

最初のころは頑張りすぎていたようです。もちろんマインドフルネスのスキルを手に入れるために努力が必要だったでしょう。でも、最近では、ただ静かに座って、その瞬間生じていることに注意を集めていると、生き生きとしてくるのです。ここまでくるのに何年もかかりました。

　ロンドンでの開業医の仕事はとてもハードです。ひっきりなしにやってくる患者さんへの対応に追われています。1日に40〜50人は診察するでしょうか。そんなときマインドフルネスは集中力を保つのに役立っています。ゆったりと呼吸しながら、心と身体のつながりを取り戻し、今この瞬間のありのままの経験に気づくようにします。そうやって気づいたものを今度は手放します。自分の隣に袋があって、その中にしまうようなイメージですね。そして次の患者さんを迎え入れるようにしています。

　西欧社会に女性として生まれたことはとても幸運なのだとつくづく感じます。だからこそ、ネパールの人びとの役に立ちたいという気持ちから、毎年、医療ボランティアに訪れています。国や立場は変わっても、人にはみなそれぞれの苦しみがあり、他の誰かと比べられるものではありません。マインドフルネスで大切なのは相手の身になることですが、それでいて、こだわりすぎてもいけないと思います。他人の経験を完全に理解することは誰にもできないからです。敏感さと謙虚さの両方が必要です。

　マインドフルネスは自分が出会うすべての人たちとのつながりを感じさせてくれます。相手がネパールの小さな小屋で5人の子どもと暮らす女性だろうと、ときどきお会いすることのあるネパールの首相だろうと、その人とつながっているという感覚があれば、どんな場所でも楽に活動することができます。そういう自信というか、誰もが同じ人間なのだというマインドフルな気づきが、私の支えになっています。

自分だけの聖域をつくる

　ストレスがひどいときには、自分の内面を静めるだけでなく、実際に静かな環境を確保することも必要です。庭の一角に建てる女性のための小さな隠れ家を「シーシェッド (she shed)」と言いますが、「小屋(シェッド)」でなくてもいいでしょう。以下を参考に、家の片隅や一部屋に誰にも邪魔されない聖域をつくってみてはいかがでしょうか。

- 壁の色：ペンキや壁紙は、明るい色、繊細な白、子宮を思わせるような暗めの赤など、自分が落ち着ける色を選ぶ。
- 屋外の延長のような雰囲気：花（または花の写真）を飾る、自然を思わせるような流木や石を置いてみる。
- くつろぎの空間：リラックスできる場所、癒される場所にする。心地よいものや落ち着けるものを置く。
- 自由に：感性のおもむくままに飾ってみる。

　自分だけの聖域が出来上がったら、定期的にそこで時間を過ごします。瞑想してもいいし、何もせずにただ「そこにいる」だけでもいいし、絵を描いたり文章を書いたりするためのクリエイティブな空間にしてもいいでしょう。使い方はあなた次第。日常から離れて1人になれる、とっておきの場所にしてください。

〈習慣を手放すエクササイズ⑪〉
マインドフルにお湯を沸かす

　1日に何度か、お茶やコーヒーを飲むために何気なくお湯を沸かすと思います。そのうちの1回でもいいので、お湯が沸くまでの時間をマインドフルに過ごしてみましょう。それを1週間つづけます。
　まず、やかんを持ち上げたときの重さを感じましょう。次に、水は注

ぎ口から入れますか。それともフタを開けて入れますか。フタは固いですか。水道の水がやかんを満たしていくとき、渦を巻いたり、音がしたり、泡立ったりしますか。匂いはしますか。ふだんは気づかなかった匂いに気づくかもしれません。では、そもそも水道水はどうやってつくられるのでしょうか。想像してみましょう。遠くの山々に降った雨が地中に浸み込み、やがて川の流れとなっていく様子、貯水場や水処理場や水道管のこと、それらの施設を設計し、建設し、管理しているエンジニアや作業員たちのこと……。さらには、お湯を沸かすのに必要な電気やガス、それを供給している人たちのこと、お茶やコーヒーの生産者のこと……。たった1杯のお茶、たった1杯のコーヒーをめぐって、どれほど多くの人びとがつながりあっていることか。

　水を注ぎ終わったら、やかんを火にかけるときの自分の動作に注目しましょう。ふだんから自分の動作を意識していましたか？　それとも「何気なく」やっていましたか？　電気やガスをつけるときも、そうです。とくに意識せずに「自動操縦」でやっていたのではありませんか？

　やかんが熱くなっていくときの音にも耳を澄まします。目を閉じて、ありのままの音を受け入れましょう。次に、自分の心の動きを静かに観察します。少しいらいらしてきたでしょうか。今すぐに動き出して、何かをしたいような感じがしますか。呼吸が浅くなっていませんか。せっかちが習慣になっているとしたら、抑えるのに苦労するかもしれません。

　さて、そろそろお湯が沸きそうです。完全に沸騰するまで待てるでしょうか。待てずに早めにやかんを火から降ろしますか。やかんを持ち上げるときも、お湯を注ぐときも、自分の動作と呼吸を意識してみましょう。

　お湯を沸かすとき以外にも、日常生活の中でマインドフルネスを鍛えられそうな機会がないか、しばらく考えてみましょう。「日常のマインドフルネス」は瞑想と同じくらいに重要なものです。

　さあ、飲みものが出来上がりました。お疲れ様。ゆっくり楽しんでください。

呼吸空間瞑想

　幸せなとき、元気なときは、そもそもなぜ自分に瞑想が必要なのかということを忘れがちです。その傾向はまったく逆の場合にも見られます。ストレスや不安に飲み込まれていれば、当然ながら、現状から抜け出したいという気持ちが先立ちます。そんなとき瞑想の意欲は湧いてこないものです。怒りにとらわれていれば、やはり、平静でいることの重要性を思い出せなくなります。マインドフルな気づきが薄れれば、昔からの心の癖が頭をもたげてきます。そういうときに対処するため考案されたのが3分間呼吸空間法です[*10]。日常生活の中で今まさにストレスに直面しているという場面で、応急処置的に行う「ミニ瞑想法」であり、この本で紹介している長めの瞑想法に取り組むまでの「つなぎ」の役目を果たします。このミニ瞑想で心の状態を定期的にチェックし、不快な思考や感覚をありのままに観察していると、しだいに温かさ、優しさ、安心感が戻ってきます。

　この瞑想法にはおもに3つの効果が期待できます。

1. 1日の流れにメリハリがつく
2. ネガティブな心の状態を早めに解消できる
3. 深刻なストレスに見舞われたときに、応急処置的に行うことができる

　手順としては、ステップ1でまず自分の中に今ある思考や感覚に気づきます。ステップ2で呼吸の流れに注意を集めます。ステップ3で意識を呼吸から身体全体に広げ、自分がその瞬間瞬間に経験していることを温かい思いやりで包み込みます。そして最終的にはさらに意識の輪を広げて、世界とのつながりを取り戻していきます。

　1日に最低でも2回、できれば3回かそれ以上行います。実践する時間をあらかじめ決めておき、アラームをセットするといいでしょう。

　3分間呼吸空間法が優れている点はどこでもできるということです。職場でも、家庭でも、電車や飛行機の中でも、ストレスを感じたら、ぜひやってみましょう。

3分間呼吸空間瞑想

※音声インストラクションは創元社ホームページから聞くことができます。
右のバーコードからも音声ダウンロードページにアクセスできます。

ステップ1

　なるべく楽な姿勢を取り、余分な力を抜きます。目は閉じてもかまいません。

　床や椅子などに接している身体の部分に注意を向けます。もし緊張や抵抗があっても、ありのままに認めて、息を吐くたびに少しずつ緩めていきます。

　今、頭の中には、どんな考えが浮かんでいるでしょうか。気分はどうでしょうか。頭の中に現れては消えていく考えや感情を、空に浮かぶ雲のように観察していきます。

ステップ2

　今度は呼吸に注意を向けます。息を吸うたび、吐くたびに、おなか、背中、両脇がふくらんだりしぼんだりしています。そのたえまない呼吸の流れに浸りながら、すべてのものが一瞬一瞬変化していくのを眺めます。もし心がさまよい始めたら、もう一度、呼吸の動きに注意を戻し、今この瞬間に戻ってきます。

ステップ3

　次に意識の中心をゆっくりと全身へ広げていきます。身体の重みや輪郭、今の姿勢を感じます。全身で呼吸しているのをイメージしてみます。身体全体が、あらゆる方向から息を吸い込み、息を吐き出しています。

　意識をさらに外の世界に広げていきます。部屋の中や外の音に気づいていきます。気づきの中にすべての人間を迎え入れます。世界全体が今この瞬間、呼吸しています。吸う息で世界全体がふくらみ、吐く息で世

界全体がしぼむ。

終了

　静かに目を開き、少しずつ身体を動かします。ゆっくりのんびり日常生活に戻っていきます。

クレアの日記

第8週：3分間呼吸空間法

　待ちに待った3分間呼吸空間法。この瞑想法はいつでもどこでも手軽に実践できて、心に余裕と落着きをたっぷり与えてくれるうえ、どんな状況に置かれているときでも、バランス感覚を取り戻すきっかけになる。これこそ実生活のマインドフルネス、日常のマインドフルネスだ。もちろん、すんなり入っていけたのは、今までの積み上げがあったからだし、他の瞑想法は他の瞑想法なりに、これからの人生で役立つだろう。でも一番自然に取り組むことができたのは、この3分間呼吸空間法だ。

　そもそもマインドフルネスの旅に出たのは、人生をマインドフルに生きている人に触発されたからだ。またとない指導者に出会ったと思った。でも、ヴィディヤマラがまさかこれほどまでに私の人生をマインドフルネスで満たしてくれるとは予想していなかった。自分でも知らなかった行動パターンがたった8週間で変えられるなんて、これほど刺激的なことがあるだろうか。

　今、自分の身体がどんどん好きになっている。「ダイエット中毒」から解放されたのも奇跡だし、ありのままの身体に感謝できるようになったのもすごいことだ。

以前よりもうまく他人のニーズを汲み取り、それに応えられる。今まで気づかなかったような人にも気づくようになった。
　それに今の私は我慢強い。無自覚で自己破壊的な行動や思考に待ったをかけられるようになっている。以前に比べて平静でいられる（もちろん、つねにとは言えないけれど）。理屈っぽさや挑発的な態度が薄れた。こんな能力が自分にあったとは驚きだ。もっと早く知りたかった。
　それから仕事の効率が上がって家に持ち帰ることが減ったのも事実だ。災いもいつか去っていく。ストレスも一時的なものにすぎない。でもマインドフルネスは違う。マインドフルネスは今ここにある。いつもありつづける。万歳！

第12章
心が変われば、世界も変わる

　いよいよ最終章です。ここまで読んできたあなたはすでにマインドフルな生き方を模索し始めていることと思います。マインドフルネスはあなた自身や身近な人たちの人生を変えるだけではありません。あなたの心のありようが変わり、意識的で思いやりのあるスタンスを取れるようになれば、その影響はさざなみのように周囲に波及し、世界もよりよい方向に変わっていくことになるでしょう。

　マインドフルネスと優しさの心を支えている「万物の無常の流れ」という真理にしたがえば、この世には「自分」という不変の独立した実体すらありません。誰もが思考と感情、そこから生じる行動によって、この世の無常の流れをつくり出し、そして誰もが想像以上に互いに影響を与え、つながり合っているのです。あなたがポジティブな心を持ち、自分と他人への気づきを深めていけば、あなたと出会った人の心に小さな変化が生じ、やがてその人が出会った別の人にもまた小さな変化が生じていくでしょう。そうやってマインドフルネスの連鎖反応が起きていくのです。

　そのポジティブな輪が自分の町から国全体へ、そこからさらに世界へと広がっていくとしたら、どうでしょうか。世界の変容は、マインドフルネスによって目覚めた個人の心の変容から始まるのです。だからといってテロや貧困や不平等はなくならない、と思うかもしれません。しかし、最初の一歩からすべてが始まるのです。寛容さと忍耐強さと感謝の広がりが世界にとってプラスにならないはずがありません。マインドフルネスが1人の人間の不安や苦痛の軽減に役立つならば、この世にはびこる多くの問題の解決に役立たない、などとどうして言えるでしょうか。

マインドフルネスと優しさで世界が変わる

　他人の苦しみを見るとほっておけなくなるのは女性の性分です。困っている人には手を差し伸べたくなるし、不正を見れば正したくなります。
　でも私たちは女性をとりまく現実をどれほど理解しているでしょうか。
- 女性は、全労働時間の3分の2、全世界の食料生産の2分の1を担っている。にもかかわらず、手にしているのは、全世界の収入の10％、財産の1％にすぎない[1]。
- 世界人口に占める女性の割合は50％であるのに対して、全世界の貧困者に占める女性の割合は70％に上る[2]。
- 15歳から44歳の女性がレイプや家庭内暴力の被害を受けるリスクは、戦争、がん、マラリア、交通事故のリスクよりも高い[3]。
- 世界じゅうの女性の3人に1人が生涯に一度は暴力を受けたり、セックスを強要されたり、虐待されたりしている[4]。
- 毎年150万〜300万人の女性が性差別的暴力により命を落としている[5]。
- 毎年70万〜400万人の女性が売春目的で売り飛ばされている[6]。
- 妊産婦の死亡の99％は発展途上国で発生する。1分に1人の女性が妊娠関連の原因で亡くなっている[7]。
- 非識字人口（読み書きのできない人）は全世界で7億8000万人、そのうちおよそ3分の2は女性である[8]。
- 全世界で4100万人もの女の子がいまだに初等教育を受けられずにいる[9]。
- 全世界の国会議員に占める女性の割合は20％にすぎない[10]。

　愕然としたでしょうか。これでは、性暴力や社会的文化的偏見を終わらせることも、不条理や悲劇に巻き込まれている女性たちに手を差し伸べることも、到底不可能に思えるかもしれません。
　でも、大きな変化はいくつもの小さな行動から始まるのです。歴史がそのことを証明してきました。1960年代のアメリカの公民権運動でも、ほとんど目立たなかった小さな行動がいくつも重なるうちに、やがては社会全体を突き動かしていきました。19世紀に西欧諸国で始まった女性参政権運動もそうです。イギリスで女性の選挙権と被選挙権が認められたのは1918年の

こと。あれから100年、世界じゅうで女性たちが国を率いるようになりました。

　南アフリカの人権活動家デズモンド・ツツは、「アパルトヘイトはなぜなくなったのか」と問われて、こう答えています。「あなたと、あなたと、あなた、一人ひとりが結びついて広がった輪が、やがて運動になり、それがアパルトヘイトを打破したのです[*11]」

　瞬間瞬間、マインドフルで優しくあろうとすることは、とても小さな行動にすぎません。しかし、それを何千回も何万回も繰り返していけば、私たち女性は、とても大きなことも成し遂げられるのです。

行動する女性に

　ダライ・ラマ14世は、「もっとも大事な瞑想は何か」との問いに、「批判的思考をもって行動することです。人間の営みのドラマをしっかりと見極め、世界をよくするために、あなたの才能を生かしなさい」と答えています[*12]。瞑想は、視野を広げ、自信を深めるための充電時間であり、行動は、世界をよりよい場所に変えるために自分にできることをする時間です。どちらも効果的なものにしなければなりません。

　ダライ・ラマは女性の力を強く信じています。自分に慈悲の心を教えてくれたのは母親だったと言い、生命を生み育てる本能を持つ女性は生来的に慈悲深い存在だと、折に触れて語っています。そして、もし戦争がこの世の避けがたい現実であるなら、他者の苦しみに共感できる女性たちを防衛大臣にしたほうがいい、とも言います。

　2009年、バンクーバー平和サミットの席上でダライ・ラマは、ファザル・ハサン・アベドが語った発展途上国の女性たちの現状に衝撃を受けました。アベドは世界最大のNGO「BRAC」の創設者であり会長を務めています。年間10億ドルを超える予算を持つBRACはアジアやアフリカで教育、医療、小規模融資を提供してきました。これまでに女性向けに行った小規模融資は60億ドルに上ります。

　「なぜ女性たちに融資するのか」というダライ・ラマの質問に、アベドは、「女性に投資するほうがリスクが低いと、経験的にわかっているからだ」と

答えています。女性は手に入れた利益を家族やコミュニティに再投資することが、さまざまな研究で明らかにされています[*13]。アベドによれば、女性は途上国最大の未開発資源であり、緊急課題解決の鍵なのです。
　世界各地で、女性の地位向上、教育機会の改善、不平等の克服をめざすネットワークが広がっています。国際女性デー（毎年3月8日）は今や世界各地で文化的一大イベントとして定着していますが、他方では、女性への暴力に対して抗議の声を上げ始めたワンビリオンライジング（10億の女性蜂起）のような新たな運動も勢いを増してきています[*14]。女性の不平等の問題については、ローマ法王さえ言及する時代です。父権制の強いマニラを訪問した際、法王は学生たちにこう語りかけました。「ときとして私たちはマッチョになりすぎる。もっと女性たちの声に耳を傾けなければならない。」
　変革のための運動がめざしているのは、不平等や不正の改善だけではありません。次世代のために今こそ世界をよくしていかなければならないという思いから、さまざまな人びとが努力をつづけています。そうした努力はきっと未来の世代から感謝されることでしょう。

集まれば強くなる

　もちろん、世界は女性だけで成り立っているわけではないし、女性だけが不公平を味わっているわけでもないでしょう。でも、なぜ私が女性に向けてこの本を書いているかと言えば、結びつき繋がることの強さに気づいてほしいからなのです。私たち女性が力を合わせれば、背筋を伸ばし、誇り高く生きていけるだけでなく、すべての人々を照らす灯火にもなれるのです。
　先進国では、今ほど女性が変革のための大きな潜在力を手にしたことはありません。寿命は延びています。より多くの時間とエネルギーを使えるようになった女性たちは、経験を積み、自信を深めています。私たちが世界的な変化をリードするためには、私たちのため、そして他の人のためにも、まずは、自らの心のありようを変えていくところから始めなければなりません。
　一方、発展途上国の状況はまだまだ複雑です。いまだに多くの女性たちが文化や体制の抑圧を受けながら暮らしているからです。とはいえ、一部では、新たな融資モデルの創出やコミュニティの安定化に女性たちの力が活用され

るようになってきています。インターネットなどの通信手段にアクセスできる女性も少しずつ増えています。世界で活躍する他の多くの女性たち、たとえば、ノーベル平和賞を受賞したマララ・ユスフザイ、人権活動家として知られるアンジェリーナ・ジョリーやアマル・クルーニー、政治家のヒラリー・クリントンやアンジェラ・メルケルといった人たちの存在は、理想の役割モデルになるでしょう。

　もちろん、有名人に限らず、私たち一人ひとりが、この本で読んだことを日常生活に生かしていけば、世界にポジティブな影響を及ぼすことができるのです。どんなに小さな行動でも積み重なれば大きな力になることを忘れないでください。

　今こそ「あなた」と「私」が集まってつながり合い、「私たち」になるときです。そうすることで、自分たちの力を信じることができるのです。「弱い存在」だと思い込まされている必要はもうありません。顔を上げましょう。自分自身と家族と友人のために、さらには、その先にある世界のために、行動できることがあるのです。この本のエクササイズと瞑想法をもう一度、初めから実践してみましょう。心が鍛えられるにつれて、思考や感情に飲み込まれることは減り、愛情は豊かになるはずです。ためらいに代わって勇気が、恐れに代わって自信がやってきます。あなたは大胆で強い人に生まれ変わるでしょう。

　もちろん、この本を読み終えても、そこで心のトレーニングが終わるわけではありません。旅はまだ始まったばかり。人生を歩みながら、マインドフルネスの醍醐味をじっくりと味わっていきましょう。

補足資料

〈補足資料1〉

8週間マインドフルネス瞑想プログラム

※音声インストラクションは創元社ホームページから聞くことができます。

週	章	瞑想プログラム 実践回数	習慣を手放すエクササイズ
1	第4章 身体を 落ち着かせる	呼吸の動きを感じるボディスキャン瞑想（Track1） 1日に2回、最低でも1週間に6日	エクササイズ①：自然とふれあう（47ページ） エクササイズ②：五感をフルに活用し、ポジティブに味わう（48ページ） （チェックリスト用紙は次ページ）
2	第5章 身体を 受け入れる	思いやりのボディスキャン瞑想（Track2） 1日に2回、最低でも1週間に6日 または2回のうち1回は上記の瞑想（Track1）に置き換えてもOK	エクササイズ③：外気を浴びる、日光を浴びる（64ページ）
3	第6章 心を静める	呼吸アンカー瞑想（Track3） 1日に2回、最低でも1週間に6日 または2回のうち1回は上記ボディスキャン瞑想（Track1～2）のどちらかに置き換えてもOK	エクササイズ④：空を眺める（83ページ）
4	第7章 自分の心を 思いやる	思いやりの呼吸アンカー瞑想（Track4） 1日に2回、最低でも1週間に6日 または2回のうち1回は上記3つの瞑想（Track1～3）のどれかに置き換えてもOK	エクササイズ⑤：重力と仲良くなる（105ページ） エクササイズ⑥：考えなくてもできることをする（106ページ）
5	第8章 自分の よいところを 見つける	自分を思いやるためのセルフコンパッション瞑想（Track5） 1日に2回、最低でも1週間に6日 または2回のうち1回は上記の4つの瞑想（Track1～4）のどれかに置き換えてもOK	エクササイズ⑦：その日に幸せを感じた出来事トップ10（127ページ）
6	第9章 他者を愛する	つながりの瞑想（Track6） 1日に2回、最低でも1週間に6日 または2回のうち1回は上記5つの瞑想（Track1～5）のどれかに置き換えてもOK	エクササイズ⑧：ちょっとした親切を実践する（143ページ） エクササイズ⑨：1日に3人と意識的につながりを持つ（144ページ）
7	第10章 流れつづける、 愛しつづける	オープンハート瞑想（Track7） 1日に2回、最低でも1週間に6日 または2回のうち1回は上記6つの瞑想（Track1～6）のどれかに置き換えてもOK	エクササイズ⑩：止まって、見る、聞く（158ページ）
8	第11章 ストレスよ、 さようなら	3分間呼吸空間瞑想（Track8） 1日に3回（さまざまな時間や場所で）最低でも1週間に6日 さらに、上記瞑想（Track1～7）のどれかを1日に2回	エクササイズ⑪：マインドフルにお湯を沸かす（180ページ）

〈補足資料2〉

五感をフル活用するためのチェックリスト

エクササイズ②（48ページ）を実践する際に役立ててください。

視覚	聴覚	嗅覚	味覚	触覚

〈補足資料３〉

脳の進化と３つの層

　人間の脳は何億年ものあいだにゆっくりと進化してきました。最古の脳である脳幹は脳全体の最下部に、最新の脳である前頭前皮質は最前面に位置しています。したがって、「心(マインド)」の進化も、下から上へと層を積み重ねるように複雑化してきた脳のプロセスとしてとらえることができます。

　この進化のモデルは「三位一体脳」と呼ばれ、脳を機能的な特徴の異なる３つの層「脳幹、辺縁系、新皮質」に分けて考えます。

脳幹

　「爬虫類脳」とも呼ばれ、何億年もまえに発達した一番古い脳です。心臓や肺といった基本的な生命維持機能を制御するメッセージを送り出しています。また「闘争－逃走」反応を司っているのも、この脳幹です。想像上の脅威に直面しただけでも、「闘争－逃走」反応を引き起こす場合がありますが、マインドフルネスの訓練によって、そうした原始的な反応を減らしていくことができます。

辺縁系

　「古哺乳類脳」とも呼ばれ、小型哺乳類が登場したおよそ２億年まえに発達しました。情動にかかわり、周囲の状況に対して「好き嫌い（快不快）」といった最も基本的な評価を行います。私たちが「好き」なものには接近しようとし、「嫌い」なものを遠ざけようとするのは、この辺縁系の働きによるものです。（82ページの「脅威」「獲得」システムを参照）。

　また辺縁系は人間関係や愛着の形成にも関連します。他者と結びつきたい、つながりたいという感情は私たちのDNAに深く刻まれています。したがって、幸福になるには、こうした人間関係にかかわる側面を豊かにしていくことが重要です。

　辺縁系の中でもとくにマインドフルネスに関係しているのは扁桃体と海馬

です。

扁桃体

　海馬の先端にあるアーモンド形の小さな部位で、とくに恐怖の感情にかかわっています。マインドフルネス瞑想の鎮静効果は扁桃体の灰白質を縮小させます[*1]。また気づきや客観的なスタンスをもたらし、怒りや恐怖などの衝動的な情動反応（「扁桃体ハイジャック」と呼ばれる）を起こりにくくします[*2]。

海馬

　タツノオトシゴのような形をした神経細胞の集合体であり、生涯にわたって成長をつづけます。記憶の中でもとくに長期記憶とのかかわりが深く、私たちが経験したことを記憶し、それを自分の経験として呼び起こすことができるのは、この海馬のおかげです。それによって、たとえば、命を脅かすような危険に直面したとき、過去の似たような経験と今の状況とを比較し、生き延びるために必要な最善の選択をすることが可能になります。海馬はストレスホルモンである「コルチゾール」の受容体に覆われており、慢性的なストレスによって損傷を受けることがわかっています。うつやPTSDのようなストレス関連障害を持つ人では、海馬の縮小傾向が見られますが、マインドフルネスの実践者では、海馬の灰白質が増加し、感情を調節する能力が向上します[*3]。

新皮質

　脳の一番外側を形成する「新哺乳類脳」です。霊長類の登場とともに拡大しましたが、とりわけ、ヒトの新皮質の進化には著しいものがあります。大きな面積を占め、多数のひだ（山や谷のようなもの）が存在します。
　私たちの脳の最前面、額のちょうど後ろ側には「前頭前皮質」と呼ばれる領域があります。人類ほど発達した前頭前皮質を持つ生物種はほかにありません。この前頭前皮質のおかげで、私たちは、基本的な生命維持（脳幹）や、状況評価と情動（辺縁系）を超えた複雑な活動が可能になりました。たとえば、時間の概念、自己意識、道徳的判断などがそうです。

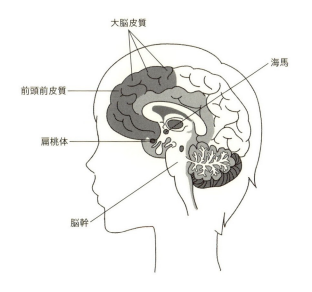

　何かのアイデアや概念を理解し、吸収できることはもちろん、自分の思考プロセスを観察する能力（第6章で述べた「メタ認知」）も重要です。マインドフルネスの実践に必要なのは、まさにこの心の動きを客観視する能力、つまり、自分の思考に巻き込まれずに、思考そのものを見るという能力です。

　ただし、自分が思考していることに気づいていられても、心が鍛えられていなければ、その思考（ポジティブなものから、ネガティブなものや破壊的なものまでを含めた）に、なすすべもなく振り回されることになりかねません。マインドフルネスによって前頭前皮質を鍛えれば、思考の犠牲になるのではなく、思考を管理する側に回ります。大空の雲を眺めるように、考えが現れては消えていくのを冷静に見守ることができるのです。これは、目的指向の活動を強化する一方で、自分にとって助けにならない心の反応を抑制する高度なフィルター機能であり、前頭前皮質の「実行機能」とも呼ばれています。

補足資料4

呼吸を知る

　呼吸はおそらく私たちが知る最も深遠な生命エネルギーでしょう。さまざまな文化において呼吸が神聖視されてきたことは当然かもしれません[*1]。呼吸は誰にとっても必要なものです。呼吸を知れば知るほど、その大切さがわかってくるでしょう。

呼吸の解剖学

　呼吸とは基本的に輸送システムです。体外のエネルギー源（酸素）を体内の細胞の元へ送り届け、そこで受け取った老廃物（二酸化炭素）を体外に運び出しています。酸素の摂取と二酸化炭素の排出がなければ、細胞は生きていけません。

　細胞に酸素を供給する複雑な生化学的、生理的プロセスは、酸素と二酸化炭素の血中濃度を安定させるために呼吸速度を調節する体内システムによって吸気が引き起こされるときに始まります。胴体の中央にある横隔膜は胸とおなか（胸腔と腹腔）を隔てているドーム型の大きな筋肉です。このドームが浅くなって腹腔側に下がると、肋骨が広がって胸部に空間が生まれます。すると胸腔内の圧力が大気圧よりも低くなるため、肺に空気が流れ込みます。肺に流れ込んだ酸素は、肺胞という無数の小さな袋の中で血液に移動し全身に運ばれ、細胞でエネルギーに変換されます。同時に、老廃物である二酸化炭素が細胞から血液に移動し、肺まで運ばれます。血液から肺胞へ移動した二酸化炭素は、呼気として体外へ排出されます。このとき横隔膜が胸腔側へ戻ってくるので肺がしぼむのです。

　呼吸のプロセス全体には、主動筋と補助筋という2つの筋群がかかわっています。主動筋は、横隔膜、肋間筋、腹部深層筋です。この主動筋が最適呼吸の大半を担当しています。一方、補助筋は首、肩、肋骨上部の筋肉であり、呼吸の20％を担っているにすぎません。私たちがストレスにさらされたとき、おなかがこわばって主動筋の働きが低下すると、補助筋が呼吸を引き受

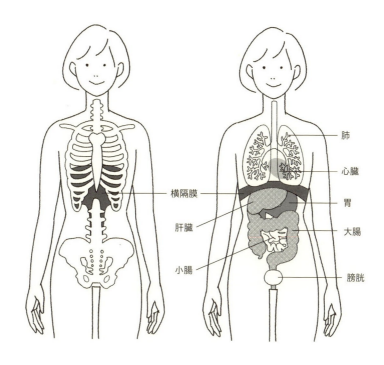

けることになります。ところが補助筋にとって呼吸は本来の仕事ではありませんから、その状態が長引けば、慢性的な肩こり、頭痛、疲労を招くのです。

　横隔膜は最も重要な呼吸筋です。ドーム型をした横隔膜のてっぺんは腱中心と呼ばれ、心臓のすぐ下に位置しています。この腱中心から傘状に広がっている筋繊維が、身体の前面では胸骨の下端にある剣状突起という小さな骨に、側面では肋骨の内側に付着しています。背面では、2つの長い腱が腰椎につながっており、傘の柄のような役目を果たしています。つまり、呼吸には身体の前面だけでなく、背面も積極的に参加しているわけです。

　息を吸うと、横隔膜の湾曲が浅くなっておなかの側に下がり（次ページ左図）、息を吐くと、胸の側に盛り上がって自然なドーム型に戻ります（次ページ右図）。横隔膜は身体の深部にあるので、こうした動きを直接感じるのは難しいとしても、その波及効果を知ることは可能です。吸う息で横隔膜が平らになって広がると、内臓が押し下げられるためにおなかがふくらむのがわかるでしょう。横隔膜の動きは内臓を押したり揺すったりしながら、新しい血

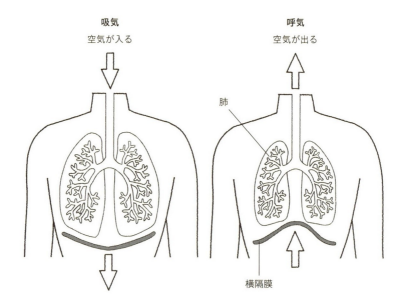

　液、体液、酸素の供給と老廃物の排出を促しています。たとえば、呼吸のたびに、腎臓は背骨の両側を最大で3センチも上下にスライドしています[*2]。その動きによって背骨もマッサージされているのです。

　こうした呼吸は全身呼吸（full-bodied breathing）または横隔膜呼吸と呼ばれ、身体じゅうを刺激し、その人の幸福感に大きな影響を及ぼしています。ストレスにさらされたり、緊張したりすると、どうしても呼吸は窮屈なものになりがちです。けれども、呼吸の基本的なしくみを理解し、自分の癖に気づくようになれば、少しずつその癖を手放していくことができます。そして、身体の奥深くに意識を向け、最適で健康的な呼吸パターンを取り戻すことが可能になるのです[*3]。

骨盤隔膜と声帯隔膜

　呼吸にかかわっているのは横隔膜だけではありません。補助的な役割を果たしている2つの隔膜が存在します。骨盤隔膜と声帯隔膜です（「隔膜」とは身

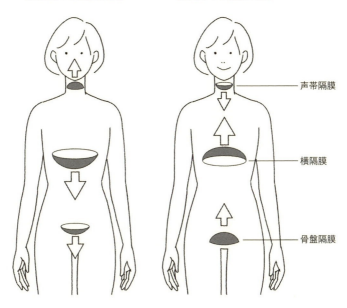

体の空間を仕切っている膜または筋肉を意味します)。

　上図のとおり、3つの隔膜は身体の縦の軸に並んでいます。最適呼吸では、この3つの隔膜のすべてが、スイングドアのように吸気で開き、呼気で閉まるという動きを繰り返します。

骨盤隔膜

　骨盤隔膜は胴体の底に位置します。椅子に腰かけたとき、座面に触れる平らな部分であり、前後を恥骨と肛門、左右を2つの座骨(左右のお尻の先端の骨)に囲まれたダイヤモンド型の領域です。「骨盤」というと硬くて動かないもののように思われがちですが、このダイヤモンド型の領域は、柔らかい繊維からなり、吸気で下方向にふくらみ、呼気で骨盤側に戻ります。ただしこの動きは意識的、能動的なものではなく、とても微細で受動的なものです。

　リラックスした自然な状態では、骨盤隔膜は横隔膜の大きなうねりに反響するようにごくわずかに動いているだけなので、意識的に呼吸に参加させる

ことはできません。

　ふだん骨盤隔膜を意識することはあまりないかもしれませんが、こんな方法で感じることができます。まず、こぶしを軽く握り、親指と人差し指でできた輪に唇を当てて、フッと息を吹き込んでください。このとき骨盤隔膜は下方向に押し広がります。次に、親指をくわえて、強く吸ってみましょう。すると今度は骨盤隔膜が上がってきます。このときの動きは自然呼吸の際とは逆になりますが、骨盤隔膜がどこにあり、どんなふうに動くかを意識できるはずです。

声帯隔膜

　声帯隔膜は口の奥（気管の上端、舌の付け根）に位置します。リラックスしていれば、この部分はとても柔らかいので、息が楽に出たり入ったりできます。ところが、私たちの多くは、この部分を慢性的にこわばらせ「ブロックして」います。声帯隔膜を緊張させたまましゃべろうとすると、声がうわずったり鼻にかかったりしますが、そういうときは、何度かあくびをして、リラックスさせてから、またしゃべってみると違いがわかるはずです。声のトーンが落ち着いて、発声がスムーズになるでしょう。その感覚を日常でも忘れないようにしましょう。

3つの隔膜の関係

　リラックスして落ち着いていれば、3つの隔膜は呼吸のたびに理想的なうねりを繰り返します。吸気で横隔膜がおなかの側に下がって広がると、骨盤隔膜と声帯隔膜も広がってオープンになり、呼気で横隔膜が緩んで胸の側に戻ると、骨盤隔膜と声帯隔膜も自然に内側に戻ります。3つの隔膜が楽に連動できるのは、のど、おなか、骨盤底が柔らかいときだけです。3つのうちのどれか1つでも緊張していれば、他の2つの動きもスムーズにはいかなくなります。それと同様に1つがリラックスすれば、他の2つも解放されるのです。この3つの隔膜の連動を意識しながら、瞑想してみるといいでしょう。

注

[はじめに]

* 1 慢性的な身体症状へのマインドフルネスの適用については、以下を参照。*Mindfulness for Health* (Piatkus, 2013) by Vidyamala Burch and Danny Penman for more on applying mindfulness to chronic health conditions.［佐渡充洋監訳（2018）からだの痛みを和らげるマインドフルネス——充実した生活を取り戻す8週間のプログラム　創元社］

[第1章]

* 1 Hafiz, S. & Ladinsky, D., *I Heard God Laughing: Poems of Hope and Joy* (Penguin Books, reprinted 2006).
* 2 以下を参照。NICE Guidelines for Management of Depression (2004, 2009); Ma, J. & Teasdale, J. D. (2004), 'Mindfulness-based cognitive therapy for depression: Replication and exploration of differential relapse prevention effects', *Journal of Consulting and Clinical Psychology*, 72, pp. 31-40; Segal, Z. V., Williams, J. M. G. & Teasdale, J. D., *Mindfulness-based Cognitive Therapy for Depression: A new approach to preventing relapse* (Guilford Press, 2002)［越川房子監訳（2007）マインドフルネス認知療法——うつを予防する新しいアプローチ　北大路書房］; Kenny, M. A. & Williams, J. M. G. (2007), 'Treatment-resistant depressed patients show a good response to Mindfulness-Based Cognitive Therapy', *Behaviour Research & Therapy*, 45, pp. 617-25; Eisendraeth, S. J., Delucchi, K., Bitner, R., Fenimore, P., Smit, M. & McLane, M. (2008), 'Mindfulness-Based Cognitive Therapy for treatment-resistant depression: A pilot study', *Psychotherapy and Psychosomatics*, 77, pp. 319-20; Kingston, T., et al. (2007), 'Mindfulness-based cognitive therapy for residual depressive symptoms', *Psychology and Psychotherapy*, 80, pp. 193-203.
* 3 Ivanowski, B. & Malhi, G. S. (2007), 'The psychological and neuro-physiological concomitants of mindfulness forms of meditation', *Acta Neuropsychiatrica*, 19, pp. 76-91; Shapiro, S. L., Oman, D., Thoresen, C. E., Plante, T. G. & Flinders, T. (2008), 'Cultivating mindfulness: Effects on well-being', *Journal of Clinical Psychology*, 64(7), pp. 840-62; Shapiro, S. L., Schwartz, G. E. & Bonner, G. (1998), 'Effects of mindfulness-based stress reduction on medical and pre-medical students', *Journal of Behavioral Medicine*, 21, pp. 581-99.
* 4 Bowen, S., et al. (2006), 'Mindfulness meditation and substance use in an incarcerated population', *Psychology of Addictive Behaviors*, 20, pp. 343-7.
* 5 以下も参照。www.breathworks-mindfulness.co.uk/research.
* 6 Hughes, A., Williams, M., Bardacke, N., Duncan, L. G., Dimidjian, S. & Goodman, S. H. (2009), 'Mindfulness approaches to childbirth and parenting', *British Journal of Midwifery*, 17(10), pp. 630-635.
* 7 以下を参照。www.mindfulnessinschool.org.
* 8 Jha, A., et al. (2007), 'Mindfulness training modifies subsystems of attention', *Cognitive Affective and Behavioral Neuroscience*, 7, pp. 109-19; Tang, Y. Y. et al. (2007), 'Short-term meditation training improves attention and self-regulation', *Proceedings of the National Academy of Sciences* (US), 104(43),

pp. 17152-6; McCracken, L. M. & Yang, S.-Y. (2008), 'A contextual cognitive-behavioral analysis of rehabilitation workers' health and well-being: Influences of acceptance, mindfulness and values-based action', *Rehabilitation Psychology*, 53, pp. 479-85; Ortner, C. N. M., Kilner, S. J. & Zelazo, P. D. (2007), 'Mindfulness meditation and reduced emotional interference on a cognitive task', *Motivation and Emotion*, 31, pp. 271-83; Brefczynski-Lewis, J. A., Lutz, A., Schaefer, H. S., Levinson, D. B. & Davidson, R. J. (2007), 'Neural correlates of attentional expertise in long-term meditation practitioners', *Proceedings of the National Academy of Sciences* (US), 104(27), pp. 11483-8.

* 9 Hölzel, B. K., Ott, U., Gard, T., Hempel, H., Weygandt, M., Morgen, K. & Vaitl, D. (2008), 'Investigation of mindfulness meditation practitioners with voxel-based morphometry', *Social Cognitive and Affective Neuroscience*, 3, pp 55-61; Lazar, S., Kerr, C., Wasserman, R., Gray, J., Greve, D., Tre.adway, M., McGarvey, M., Quinn, B., Dusek, J., Benson, H., Rauch, S., Moore, C. & Fischl, B. (2005), 'Meditation experience is associated with increased cortical thickness', *NeuroReport*, 16, pp. 1893-7; Luders, E., Toga, A. W., Lepore, N. & Gaser, C. (2009), 'The underlying anatomical correlates of long-term meditation: Larger hippocampal and frontal volumes of gray matter', *Neuroimage*, 45, pp. 672-8.
* 10 Davidson, R. J. (2004), 'Well-being and affective style: Neural substrates and biobehavioural correlates', *Philosophical Transactions of the Royal Society*, 359, pp. 1395-1411.

[第2章]

* 1 以下を参照。www.themindfulnessinitiative.org.uk.
* 2 Kabat-Zinn, J., *Wherever You Go, There You Are: Mindfulness Meditation in Everyday Life* (Piatkus, 2004), p. 4. [田中麻里監訳、松丸さとみ訳 (2012) マインドフルネスを始めたいあなたへ──毎日の生活でできる瞑想　星和書店]
* 3 Williams, J. M. G., Teasdale, J. D., Segal, Z. V. & Kabat-Zinn, J., *The Mindful Way Through Depression: Freeing Yourself From Chronic Unhappiness* (Guilford Press, 2007), p. 48. [越川房子・黒澤麻美訳 (2012) うつのためのマインドフルネス実践──慢性的な不幸感からの解放　星和書店]
* 4 Frederickson, B., *Love 2.0: Finding Happiness and Health in Moments of Connection* (Plume, reprinted edition 2014). [松田和也訳 (2014) LOVE 2.0──あたらしい愛の科学　青土社]
* 5 Black, D., O' Reilly, G., Olmstead, R., Breen, E. & Irwin, M. (2015), 'Mindfulness meditation and improvement in sleep quality and daytime impairment among older adults with sleep disturbances', *JAMA Internal Medicine*, 175(4), pp. 494-501.
* 6 以下を参照。www.biznews.com/health/2014/12/02/ellen-langer-mindfulness-art-noticing-things-work-play/.

[第5章]

* 1 *Guardian*, 30 January 2014.
* 2 Gilbert, P., *The Compassionate Mind* (Constable, 2010 edition), p. 34.
* 3 Han, D., Lee, Y., Yang. K., Kim, E., Lyoo, I. & Renshaw, P. (2007), 'Dopamine genes and reward

dependence in adolescents with excessive internet video game play', *Journal of Addiction Medicine*, 1(3), pp. 133-8.

＊4　Dickstein R. & Deutsch J. E. (2007), 'Motor imagery in physical therapist practice', *Physical Therapy*, 87(7), pp. 942-53.

［第6章］

＊1　Laboratory of Neuro Imaging, www.loni.usc.edu.

＊2　*The Happiness Trap* by Russ Harris (Exisle publishing, Australia, 2007) より一部修正．［岩下慶一訳（2015）幸福になりたければ幸福になろうとしてはいけない――マインドフルネスから生まれた心理療法ACT（アクト）入門　筑摩書房］

＊3　Segal, Z. V., Williams, J. M. G. & Teasdale, J. D., *Mindfulness-based Cognitive Therapy for Depression: A New Approach to Preventing Relapse*, The Guilford Press (New York, 2002)［越川房子監訳（2007）マインドフルネス認知療法――うつを予防する新しいアプローチ　北大路書房］, p. 73.

＊4　以下を参照．*Mindfulness in Eight Weeks* by Michael Chaskalson (HarperCollins 2014), pp. 133-7.［出村佳子訳（2016）今日からはじめるマインドフルネス――心と身体を調える8週間プログラム　春秋社］

＊5　Spielberg, J. M., Heller, W. & Miller, G. (2013), 'Hierarchical brain networks active in approach and avoidance goal pursuit', *Frontiers in Human Neuroscience*, 7, p. 204.

＊6　Begley, S., *Train Your Mind, Change Your Brain: How a New Science Reveals Our Extraordinary Potential to Transform Ourselves* (Ballantine Books, New York, 2007).［茂木健一郎訳（2010）「脳」を変える「心」――ダライ・ラマと脳学者たちによる心と脳についての対話　バジリコ］

＊7　以下も参照．*Mindfulness in Eight Weeks* by Michael Chaskalson (HarperCollins, 2014), pp. 125-131.［出村佳子訳（2016）今日からはじめるマインドフルネス――心と身体を調える8週間プログラム　春秋社］

＊8　*The Happiness Trap* by Russ Harris, (Exisle publishing, Australia, 2007) より一部修正．［岩下慶一訳（2015）幸福になりたければ幸福になろうとしてはいけない――マインドフルネスから生まれた心理療法ACT（アクト）入門　筑摩書房］

＊9　以下も参照．*The Art of Reflection* by Ratnaguna (Windhorse Publications, 2013).

［第7章］

＊1　World Health Organization, 'The world health report 2001---Mental Health: New Understanding, New Hope', Chapter 2: Burden of Mental and Behavioural Disorders.

＊2　World Health Organization, 'Gender and women's mental health, gender disparities and mental health: The facts' www.who.int/ mental_health/prevention/genderwomen/en/.

＊3　Piccinelli, M. & Wilkinson, G. (2000) 'Gender Difference in Depression: Critical Review', *British Journal of Psychiatry*, 177, pp. 486-92.

＊4　同上．

＊5　World Health Organization, 'Gender and women's mental health, gender disparities and mental health: The facts', www.who.int/ mental_health/prevention/genderwomen/en/.

* 6 同上。
* 7 Piccinelli, M. & Homen, F. G., *Gender differences in the epidemiology of affective disorders and schizophrenia*, World Health Organization, Division of Mental Health and Prevention of Substance Abuse, 1997.［新福尚隆監訳　感情障害と精神分裂病の疫学――男女差の検討］
* 8 World Health Organization, 'Gender and women's mental health, gender disparities and mental health: The facts', www.who.int/ mental_health/prevention/genderwomen/en/.
* 9 www.who.int/mental_health/media/en/242.pdf.
* 10 同上。
* 11 同上。
* 12 同上。
* 13 数値は以下の調査に基づく。The Office of National Statistics, *Annual Survey of Hours and Earnings 2014 Provisional Results*, www.ons.gov.uk/ ons/rel/ashe/annual-survey-of-hours-and-earnings/2014 -provisional-results/ index.html.
* 14 World Health Organization, 'Gender and women's mental health, gender disparities and mental health: The facts', www.who.int/ mental_health/prevention/genderwomen/en.
* 15 同上。
* 16 カナダの心理学者 Donald Hebb が、1949年に著書 *The Organization of Behavior* で最初に提唱した。［鹿取廣人他訳（2011）行動の機構――脳メカニズムから心理学へ　岩波書店］
* 17 Davis, D. M. & Hayes, J. A., 'What are the benefits of mindfulness? A practice review of psychotherapy-related research', *Psychotherapy* 48(2).
* 18 以下を参照。*The Compassionate Mind* by Paul Gilbert (Constable, 2010), Chapter 3.
* 19 同上。
* 20 Kristin Neff はセルフコンパッション研究の世界的なリーダーである。以下を参照。www.self-compassion.org/. *Self-Compassion: The Proven Power of Being Kind to Yourself* (William Morrow Paperbacks, 2015).［石村郁夫・樫村正美訳（2014）セルフ・コンパッション――あるがままの自分を受け入れる　金剛出版］
* 21 www.self-compassion.org/what-is-self-compassion/self-compassion-versus-self-esteem.html.

[第8章]

* 1 *Policy of Kindness, An Anthology of Writings by and about the Dalai Lama*, edited by Sidney Piburn (Snow Lion Publishing, 2012).［山本邦子・鈴木恵美子訳（1998）ダライ・ラマが説く思いやりの力　ダライ・ラマ法王日本代表部事務所］
* 2 以下も参照。*Hardwiring Happiness: How to Reshape Your Brain and Your Life* by Rick Hanson (Rider 2014).［浅田仁子訳（2015）幸せになれる脳をつくる――「ポジティブ」を取り込む4ステップの習慣　実務教育出版］
* 3 Costa, J. & Pinto-Gouveia, J. (2011), 'Acceptance of pain, self-compassion and psychopathology: Using the chronic pain acceptance questionnaire to identify patients' subgroups', *Clinical Psychology and Psychotherapy*, 18, pp. 292- 302.
* 4 Thaddeus, W. W., et al. (2009), 'Effect of compassion meditation on neuroendocrine, innate immune

and behavioral responses to psychosocial stress', *Psychoneuroendocrinology*, 34, pp. 87-98; Halifax, J. (2011)によるエビデンスの総合分析は以下を参照、'The precious necessity of compassion', *Journal of Pain and Symptom Management*, 41(1), pp. 146-53.

* 5　Fredrickson, B., *Love 2.0: Finding Happiness and Health in Moments of Connection* (Hudson Press 2013), p. 12.［松田和也訳（2014）LOVE 2.0——あたらしい愛の科学　青土社］
* 6　以下も参照。*Love 2.0: Finding Happiness and Health in Moments of Connection* by Barbara Fredrickson (Hudson Press 2013) pp. 40-41.
* 7　Fredrickson B., *Love 2.0: Finding Happiness and Health in Moments of Connection* (Hudson Press 2013), p. 57.
* 8　同上, p. 55.
* 9　同上, p. 57.
* 10　同上, p. 59.
* 11　以下も参照。*Hardwiring Happiness: How to reshape your brain and your life* by Rick Hanson (Rider, 2014).
* 12　*Happiness: How to Reshape Your Brain and Your Life* (Rider, 2014) より一部修正。
* 13　「ネガティビティ・バイアス」については以下を参照。Rick Hanson in *Buddha's Brain: The Practical Neuroscience of Happiness, Love and Wisdom* (New Harbinger Publications, 2009).［菅靖彦訳（2011）ブッダの脳——心と脳を変え人生を変える実践的瞑想の科学　草思社］

[第9章]

* 1　以下を参照。www.greatergood.berkeley.edu.
* 2　以下も参照。*Love 2.0: Finding Happiness and Health in Moments of Connection* by Barbara Fredrickson (Hudson Press, 2013), p. 17.［松田和也訳（2014）LOVE 2.0——あたらしい愛の科学　青土社］
* 3　Fredrickson B., *Love 2.0: Finding Happiness and Health in Moments of Connection* (Hudson Press 2013), p. 86.
* 4　2014年11月10日付「i」新聞掲載の Dr David R. Hamilton（*Why Kindness is Good for You* の著者）のインタビューに基づく。
* 5　Frederickson, B. L., Grewen, K. M., Coffey, K. A., Algoe, S. B., Firestine, A. M., Arevalo, J. M., Ma, J. & Cole, S. W. (2013), 'A functional genomic perspective on human well-being', *Proceedings of the National Academy of Sciences of the United States of America*, 110(33), 13684-13689.
* 6　Poulin, M. J., Brown, S. L., Dillard, A. J. & Smith, D. M. (2013), 'Giving to others and the association between stress and mortality', *American Journal of Public Health*, 103(9), pp. 1649-55.
* 7　Konrath, S., Fuhrel-Forbis, A. L. Brown, S. (2012), 'Motives for volunteering are associated with mortality risk in older adults', *Health Psychology*, 31(1), pp. 87-96.
* 8　以下を参照。'The Compassionate Brain' audio series, 'Session 1: How the Mind Changes the Brain' (2012), www.SoundsTrue.com.

[第10章]

* 1　仏教の瞑想の伝統において「フォーカス・アウェアネス」はサマタ、「オープン・モニタリン

グ」はヴィパッサナーとして知られている。

[第11章]

* 1 　以下を参照。Chapter 9 'A woman's work is never done?' in *Exploring Public Attitudes, Informing Public Policy*, European Social Survey, www. europeansocialsurvey.org.
* 2 　Marie Asborg教授（Karolinska Institute, Stockholm）によるアイデア。
* 3 　Burch, V., *Living Well with Pain and Illness* (Piatkus, 2008).
* 4 　Lazarus, R. & Folkman, S., *Stress, Appraisal, and Coping* (Springer, 1984). ［本明寛・織田正美他訳（1991）ストレスの心理学――認知的評価と対処の研究　実務教育出版］
* 5 　Taylor, S. E., Klein, L. C., Lewis, B. P., Gruenewald, T. L., Gurung, R. A. R. & Updegraff, J. A.(2000), 'Biobehavioral responses to stress in females: tend-and-befriend, not fight-or-flight', *Psychological Review*, 107(3), pp. 411-29.
* 6 　Kristeller, J. L. & Wolever, R. Q., (2010), 'Mindfulness-based Eating Awareness Training for Treating Binge Eating Disorder: The Conceptual Foundation', *Eating Disorders: The Journal of Treatment & Prevention*, 19(1), pp. 49-61.
* 7 　このセクションはTania Clifton-Smith (Breathingworks.com) の研究を参考にした。
* 8 　同上。
* 9 　「スクリーン無呼吸症候群」という言葉は、Linda Stone（作家・講演家・コンサルタント）による。以下を参照。*Huffington Post* blog: 'Just breathe: Building the case for email apnea', www.huffingtonpost.com/linda-stone/ just-breathe-building-the_b_85651.
* 10 　Mindfulness-Based Cognitive Therapy (MBCT) より一部修正。以下も参照。*Mindfulness-based Cognitive Therapy for Depression: A New Approach to Preventing Relapse* by Zindel Segal, Mark Williams & John Teasdale (The Guilford Press, 2002). ［越川房子監訳（2007）マインドフルネス認知療法――うつを予防する新しいアプローチ　北大路書房］

[第12章]

* 1 　Sáenz-Herrero, M., *Psychopathology in Women: Incorporating Gender Perspective in Descriptive Psychopathology* (Springer, 2014).
* 2 　OECD 2008, *Gender and Sustainable Development--- maximizing the economic, social and environmental role of women*, www.oecd. org/social/40881538.pdf.
* 3 　以下を参照。United Nations Secretary-General's 'In-depth Study on Violence against Women' (2006). Websites for the United Nations Fund for Women (UNIFEM) and United Nations Population Fund (UNFPA). Published by the United Nations Department of Public Information (February 2008), www.un.org/en/women/endviolence/ pdf/VAW.pdf.
* 4 　www.un.org/en/events/endviolenceday/pdf/UNiTE_ TheSituation_EN.pdf.
* 5 　Vlachovà, M. & Biason, L. (eds) *Women in an insecure world, violence against women, facts, figures and analysis*, Geneva Centre for the Democratic Control of Armed Forces (2005), www.unicef.org/emerg/files/women_insecure_ world. pdf.
* 6 　以下を参照。'Committing to action: Achieving the MDGs', background note by the Secretary-General

for the high-level event on the Millennium Development Goals, United Nations, (New York, 25 September 2008); The Millennium Development Goals Report (2008), United Nations; UNFPA webpage No Woman Should Die Giving Life: Facts and Figures, issued by the UN Department of Public Information (September 2008).

* 7　www.unfpa.org/safemotherhood; www.un.org/millenniumgoals/ 2008highlevel/pdf/newsroom/Goai%205%20FINAL.pdf.
* 8　Ban-Ki Moon, 'Secretary-General's remarks to the World Congress of Global Partnership for Young Women', www.un.org/sg/statemenrs/ index.asp?nid=6242.
* 9　www.theguardian.com/education/2010/feb/23/ghana-education-girls-attitudes-resources.
* 10　Inter-Parliamentary Union (IPU), *Women in Parliament in 2013*, www.ipu.org/pdf/publications/WIP2013-e.pdf.
* 11　以下を参照。The documentary 'I am', directed by Tom Shadyac, www.iamthe doc.com.［トム・シャドヤック監督・出演（2013）ドキュメンタリー映画　Ｉ ＡＭ／アイ・アム——世界を変える力　ジェネオン・ユニバーサル］
* 12　The documentary 'I am' directed by Tom Shadyac, www.iamthedoc.comで引用されている。
* 13　Bert D' Espallier, B. & Roy, I. G. (2011), 'Women and repayment in microfinance: A global analysis', *World Development*, 39(5), pp. 758-772.
* 14　www.onebillionrising.org.uk.

[補足資料3]

* 1　Hölzel, B., Carmody, J., Evans, K., Hoge, E., Dusek, J., Morgan, L., Pitman, R. & Lazar, S. (2010), 'Stress reduction correlates with structural changes in the amygdala', *Social Cognitive Affective Neuroscience*, 5(1), pp. 11-17.
* 2　「扁桃体ハイジャック」という言葉は、Daniel Golemanによる。以下を参照。Goleman, D., *Emotional Intelligence: Why It Can Matter More Than IQ* (Bloomsbury Publishing, 1996).「扁桃体ハイジャック」はゴールマンの造語。実際の刺激よりもはるかに重大な感情的脅威が引き起こされて生じる直接的で圧倒的な情動反応のこと。［土屋京子訳（1996）EQ——こころの知能指数　講談社］
* 3　Congleton, C., Hölzel, B. K. & Lazar, S. W., 'Mindfulness can literally change your brain', *Harvard Business Review* (2015), https://hbr.org/2015/01/mindfulness-can-literally-change-your-brain. 同論文は以下の研究より引用: Hölzel, B. K., Carmody, J., Vangel M., et al. (2011), 'Mindfulness practice leads to increases in regional brain gray matter density', *Psychiatry Research*, 191(1), pp. 36-43.

[補足資料4]

* 1　Farhi, D., *The Breathing Book*, Henry Holt & Company (1996), p. 5.［佐藤素子訳（1998）自分の息をつかまえる——自然呼吸法の実践　河出書房新社］
* 2　Burt, G., 'It's Your Move', *Talkback*, Autumn 2007, p. 15.
* 3　Burch, V., *Living Well with Pain and Illness*, Piatkus (2008) pp. 96-100.

索引

【人名】
アベド, ファザル・ハサン (Abed, Fazle Hasan)　188
カバットジン, ジョン (Kabat-Zinn, Jon)　14, 20
クリントン, ヒラリー (Clinton, Hillary)　190
クルーニー, アマル (Clooney, Amal)　190
ジョリー, アンジェリーナ (Jolie, Angelina)　190
ダライ・ラマ (Dalai Lama)　112, 188
ツツ, デズモンド (Tutu, Desmond)　188
デヴィッドソン, リチャード (Davidson, Richard)　118
ハーフィズ (Hafiz)　11
ハンソン, リック (Hanson, Rick)　116, 121
フレドリクソン, バーバラ (Fredrickson, Barbara)　119
メルケル, アンジェラ (Merkel, Angela)　190
ユスフザイ, マララ (Yousafzai, Malala)　190
ランガー, エレン (Langer, Ellen)　25

【欧文】
BRAC　188
HEAL　121
MIDL (Mindfulness In Daily Life)　166

【あ行】
アイスクリーム瞑想　27
あぐらを組む　34
あることモード (Being Mode)　77
一時保存から長期保存へ　121
1日に3人と意識的につながりを持つ　144
ヴィパッサナー瞑想　22
エクササイズ：思考vs観察　85
エクササイズ：思考を観察する　74
エクササイズ：自分と他人を愛する　134
横隔膜　198
オープンハート瞑想　159
オキシトシン　119
思いやりの呼吸アンカー瞑想　106
思いやりのボディスキャン瞑想　66

【か行】
外気を浴びる、日光を浴びる　64
海馬　195
獲得システム　59
学校でのマインドフルネス　15
活性化からインストールへ　121
身体の変化　61
身体への気づきがなぜ役立つのか　63
考えなくてもできることをする　106
観察瞑想　22
感謝の方程式　140
基本的な生活習慣に気をつける　175
休息ー消化 (rest-and-digest)　45
脅威システム　59
くたくたになる前に一休みする　170
元気のもと　167
交感神経と副交感神経　44
更年期　62
五感をフル活用するためのチェックリスト　49, 193

209

五感をフルに活用し、ポジティブに味わう　48
呼吸アンカー瞑想　86
呼吸空間瞑想　182
呼吸の動きを感じるボディスキャン瞑想　50
呼吸の解剖学　197
呼吸の重要性　37
心が乱れたときの瞑想　102
心の病の治療に関する性的格差　95
心を鍛える　85
心を整える　82
骨盤隔膜　200
　　──と声帯隔膜　199
骨盤の傾き　32

【さ行】
サイクルを断ち切る　170
サステイナー　167
サマタ瞑想　22
3分間呼吸空間瞑想　183
思考の威力　73
思考を観察する　74
思考をコントロールする　81
自慈心　102
思春期　61
自然とふれあう　47
自尊心　102
下心のある見かけだけの優しさ　115
慈悲の瞑想　23, 134
　　──の力　118
自分自身を癒す　121

自分と他人を愛する　134
自分を思いやるためのセルフコンパッション瞑想　128
習慣を手放すエクササイズ
　①自然とふれあう　47
　②五感をフルに活用し、ポジティブに味わう　48
　③外気を浴びる、日光を浴びる　64
　④空を眺める　83
　⑤重力と仲良くなる　105
　⑥考えなくてもできることをする　106
　⑦その日に幸せを感じた出来事トップ10　127
　⑧ちょっとした親切を実践する　143
　⑨1日に3人と意識的につながりを持つ　144
　⑩止まって、見る、聞く　158
　⑪マインドフルにお湯を沸かす　180
集中瞑想　22
柔軟でいる　171
重力と仲良くなる　105
消耗のスパイラル　168
女性と心の病　94
心的状態から長期的特性へ　121
新皮質　195
スクリーン無呼吸症候群　177
すべてはつながっている　136
することモード（Doing Mode）　77
声帯隔膜　201
自尊心（セルフエスティーム）　102
自慈心（セルフコンパッション）　102

──と自尊心は別のもの　101
「世話─友情」反応　175
全身呼吸　39
その日に幸せを感じた出来事トップ10　127
空を眺める　83

【た行】
男女不平等　96
中道を見つける　166
ちょっとした親切を実践する　143
鎮静−満足システム　60
疲れのもと　167
つながりの瞑想　146
洞察瞑想　22
闘争−逃走（fight-flight）　44
どうやって身体を受け入れるか　63
.b（ドット・ビー）　15
止まって、見る、聞く　158
ドレイナー　167

【な行】
妊娠　62
ネガティビティバイアス　122
ネットへの「過剰な接続状態」　6
脳幹　194
脳の進化と3つの層　194

【は行】
8週間マインドフルネス瞑想プログラム　192
ペースを守る　170
辺縁系　194

扁桃体　195
ポジティビティを鍛える　123
ボディスキャン瞑想　49

【ま行】
マインドフルで思いやりにあふれた生き方へつながる3つのステップ　116
マインドフルにお湯を沸かす　180
マインドフルネス・ストレス低減法（MBSR）　20
マインドフルネス疼痛管理法（MBPM）　15
マインドフルネスと仏教　13
マインドフルネスと瞑想　21
マインドフルネスにまつわる誤解　24
マインドフルネス認知療法（MBCT）　15
マインドフルネス・ネイション　18
マインドフルネスの効果　14
マインドフルネスの真実　25
迷ったら息を吐く　177
3つの隔膜の関係　201
3つの感情調節システム　58
3つのタイプの瞑想法　22
瞑想
　アイスクリーム瞑想　27
　①呼吸の動きを感じるボディスキャン瞑想　50
　②思いやりのボディスキャン瞑想　66
　③呼吸アンカー瞑想　86
　④思いやりの呼吸アンカー瞑想　106
　⑤自分を思いやるためのセルフコンパッション瞑想　128

⑥つながりの瞑想　146
⑦オープンハート瞑想　159
⑧３分間呼吸空間瞑想　183
迷走神経　119
メール無呼吸症候群　178
メッタバーバナ(慈悲の瞑想)　134

【や行】
優しさではないもの　115
優しさの押し売り　115
優しさもどき　115
安らぎ―つながり(calm-and-connect)　45
勇気のない優しさ　115
ユーストレス　174
横になる　34

【ら行】
蓮華座　31

【クレアの日記】
第１週：ボディスキャン　52
第２週：身体を受け入れる　68
第３週：呼吸アンカー　87
第４週：思いやりの呼吸　108
第５週：自分への思いやり、セルフコンパッション　130
第６週：つながり　148
第７週：オープンハート　161
第８週：３分間呼吸空間法　184

【体験談】
アンジェラ(50歳)の場合　170
エルサ(57歳)の場合　79
カレン(33歳)の場合　132
ジャネット(40代)の場合　164
シャロン(62歳)の場合　42
ジュリア(45歳)の場合　178
ダナ(56歳)の場合　154
タニア(58歳)の場合　151
デビー(51歳)の場合　72
ナターシャ(25歳)の場合　92
フィオナ(44歳)の場合　99
マリッサ(53歳)の場合　100
リン(26歳)の場合　55
ルイーズ(48歳)の場合　112

謝辞

　敏腕エージェントのシーラ・クロウリーには大変お世話になりました。時代精神を的確にとらえる彼女のセンスと、私たち2人を引きあわせてくれた手腕、そして継続的なサポートにお礼を申し上げます。それらの実務面を取り仕切ってくれたレベッカ・リッチーにも感謝いたします。

　リトル・ブラウン社のアン・ローレンス率いるチームには、本書の構想を練り上げていく際に物心両面でお力添えをいただきました。私たち2人が気持ちよく仕事を進められたのは、自身もマインドフルネスの専門家である編集者ジリアン・スチュワートの驚くべき臨機応変さと入念さのおかげです。サラ・シー、ステファニー・メルローズ、アンディ・ハイン、ヘレナ・ドリーには、私たちの熱意を汲み取り、いっしょに走りつづけてくれたことを感謝いたします。

　本書のために貴重な時間と体験談を提供してくれたみなさんにもお礼を申し上げます。現代女性がマインドフルネスを実践することの意味を教えてくださってありがとう。プライバシー保護のためお名前を変えさせていただきましたが、内容をご覧になれば、ご自身のこととおわかりいただけるでしょう。

ヴィディヤマラ

　私が今まで自分を信じてこられたのは、たくましい女性たちとの出会いがあったからです。ニュージーランドで過ごした少女時代には、祖母エヴァ・バーチ、伯母たち、母ジル、姉ピッパ、リサ、デブ、そして数十年来の友であるマージーとマーゴットという、世代の異なるさまざまな女性たちが人生のお手本になってくれました。彼女たちはニュージーランド人らしい「やればできる」精神を地で行くような人たちです。

　トリラトナ仏教団のみなさんにも深く感謝申し上げます。あなたがたの教えと厳しくも優しい励ましのおかげで、私は自分らしく生きられるようになり、自分の可能性を信じて追求してこられたのです。ここに一人ひとりのお

名前を挙げることはできませんが、それぞれにお心当たりがあることでしょう。私の人生を計り知れないほど豊かにしてくれたのはみなさんです。

　ここぞというタイミングで原稿の最終チェックに付き合ってくれたジュールズ・モーガンにも感謝します。締め切り間際の慌ただしい10日間、何時間も原稿とにらめっこしながら、修正の必要な箇所を次々と指摘してくれてありがとう。てんてこ舞いでも楽しいひとときでした。同じくブレスワークスのチーム全員にもお世話になりました。時間に追われる私をひたすらサポートしつづけてくれたおかげで、ブレスワークスの仕事をおろそかにすることもなく、執筆の時間を捻出することができました。そしてゲイリー、あなたがまとめてくれた「マインドフルネスによるストレス軽減講座」の資料は、この本の随所で役立っています。ありがとう。

　この本には、私が長年、読みふけってきた仏教とマインドフルネスの文献や資料がぎっしり詰まっています。多くの友人や指導者たちの努力なくしては、2つの世界がこのような相乗効果を生み出すことはなかったでしょう。現代の女性たちが身近なものとして、すばらしい教えの数々に触れられるのは、彼らの尽力があったからです。そもそも仏教の教えを現代によみがえらせようというプロセスの出発点は、わが師サンガラクシタが最初に思い立った1960年代にまでさかのぼります。本書を書き上げるうえで、師にはどれだけお世話になったかわかりません。マインドフルネスを西欧の医学界と一般社会に初めて取り入れたマサチューセッツ大学メディカルセンターのジョン・カバットジンにも、この場を借りてお礼申し上げます。マインドフルネスの第一人者として活躍する同氏は、2001年に私がブレスワークスを設立して以来、つねに変わらぬサポートと励ましを送りつづけてくれています。また、ラス・ハリスもすぐれた研究成果を惜しみなく提供してくれました。深く感謝いたします。

　本書の執筆期間中、住まいをリフォームし、オフィスの設立を助けてくれたパートナーのソーナ、あなたの愛と気づかいに感謝しています。あわてふためいている私に、マインドフルネスの大切さを（ときには手厳しく）思い出させてくれてありがとう。

　そしてもちろんクレアにもお礼を言わなければなりません。時流をとらえ

る彼女の鋭い感覚と広範な知識のおかげで、私は現代女性の抱える問題を知ることができました。才気煥発で好奇心旺盛な彼女といっしょにこの本を書き上げられたことは、ほんとうに楽しい経験でした。

クレア

　幸運なことに、私はすばらしい時間を過ごしています。そして何よりも、的確なサポートと笑いと友情を与えてくれるすばらしい人たちに恵まれました。ポーター、デヴィッドソン、リンググッド、ヒル家のみなさん、カレン、サム、ジャッキー、カーラ、ジョー、アグネス、ともに洗礼を受けたアグネス、アヴァ、エラ、そしてローラ、この本の執筆中、ずっと相談相手になってくれてありがとう。

　ヴィディヤマラも私を取り囲むこの個性的な面々に加わりました。でもそれだけではありません。人生の豊かさを味わうための時間を持てるようになったのは、あなたのおかげです。

　仕事と執筆をこなし、家庭を守るというという曲芸には、言うまでもなく、鉄壁のサポート体制が必要です。ヘレンとヴァネッサは強力な助っ人でした。

　ヴィディヤマラと同じように、私にも人生の模範となるような、たくましい女性たちとの出会いがありました。その筆頭が母ローズマリーです。ワーキングマザーと女性解放論者（フェミニスト）の元祖のような母がいたからこそ、私は同じような人生を歩もうという強さとビジョンを持つことができました。すでに名前を挙げた友人たち、そして地球のあちこちにいるクレイジーですばらしい仲間たちにも感謝します。リズとサンディは、10代のころの私にそれぞれ大きな影響を与えてくれました。そしてこのキャリアを通じて、私の友となり、支えとなり、導いてくれたナネット、メリベス、トレイシー、みなさん、ほんとうにありがとう。

　姉のヘザーと甥っ子のフレディーも特別な存在です。マーガレットとトニー、楽しい金曜の夜のひとときとお茶とダックハウスをありがとう。ママとパパにもおおいに助けられました。あなたがたのサポート（そして世界一の誕生ケーキ、ピアノレッスン、気の利いたジョークの数々）がなければ、ここまでた

どり着けなかったでしょう。
　でも、この本の執筆にかかわって何よりもよかったのは、世界で一番大切な夫スチュアートと子どもたちへの贈りものになるだろうということです。スチュアート、これからはもうドタバタ走り回る私を引き留めて、落ち着かせる必要はなくなります。アメリ・ローズとチャーリーというかわいい子どもたちの顔を見ながら、またメールをチェックせずにいられない癖が出そうになっても、これからは新しいマインドフルなアプローチが、ほんとうに大切なことを私に思い出させてくれるでしょう。

監訳者あとがき

　この本のなかで、印象に残った点が二つありました。一つは、自分に思いやりを向けること（自慈心：セルフコンパッション）の大切さ、もう一つが行動を変えることの重要性です。

　本書の7章でも述べられているとおり、マインドフルネスには「温かさといたわりのある意識を他者や自分自身に向けること」が必要になります。
　こうした気持ちを、家族や友人、同僚といった自分以外の他者に向けることが重要であることには、おそらく多くの人が同意されるでしょう。
　しかし、思いやりの対象が「他者」ではなく「自分自身」となると、違和感や困難を感じる人が少なくありません。それは一体なぜなのでしょうか。
　どうも私たちには「他人に優しくあるためには、自分に厳しくなければならない」と考える傾向があるようです。しかし、自分を責めながら、他人に優しさを向け続けることの行き着く先は「燃え尽き」でしかありません。
　本当の意味で他者に対して優しさを向け続けていくためには、まずは自分に優しさを向け、自分自身が満たされ安定していることがなにより必要であることを本書は語ってくれています。

　もう一つ印象に残った点は、「行動をいかに変えていくか」ということです。各章で設定された「習慣を手放すエクササイズ」や、11章のサスティナー、ドレイナーなどがまさにそれにあたります。
　マインドフルネスで強調される、「今起きていることに気づき、あるがままにそれを認める」という姿勢が、マインドフルネスの最も重要な要素であることは言うまでもありません。一方で、このことをもって「マインドフルネスとは何も行動を起こさないことだ」と考えてしまう人もいます。しかし、これは大きな誤解です。
　少なくともマインドフルネスを用いた介入（マインドフルネス認知療法やマイ

ンドフルネスストレス低減法など)では、行動を変えていくことも重視します。なぜなら、行動を変えないで、私たちの抱える問題を解決することはほとんどできないからです。しかし、「行動を変える」というのはそう容易なことではありません。それは、私たちが普段さまざまな行動をほとんど無意識にしてしまっているからです。

　思い出してみてください。朝乗る電車の車輛、会議での座席の位置、いつも立ち寄るカフェで頼むメニュー。全く気づかないうちに「いつもの選択」をしていたということはありませんか。そもそも、そうした行動をとっている瞬間に自身の行動に気づかなければ、行動を変えることなどできるわけがないのです。

　こういった無意識のうちに行われる「いつもの行動」は、ストレスや問題に対応するときのパターンにも現れて、問題をより大きくしてしまうことがあります。

　　"仕事でプレッシャーを受けると、無意識のうちに「先延ばし」にしてしまい余計に問題が大きくなる。"
　　"子供が疲れてぐずっているだけなのに、「なぜ母親の言うことが聞けないのか!」とイライラして、反射的に子供を叱ってしまう。
　　"仕事や家事に追われると、趣味の時間を真っ先に削ってしまい余計にストレスが溜まってしまう。"

　こうした非機能的な「いつもの行動」を、無意識にとり続けることで、私たちは深いストレスの闇へと落ちていくのです。

　自身の行動を変えていくためには、その行動を選択しようとしているまさに「その瞬間」に気づき、無意識のうちに行われる「いつもの行動」とは違う「適応的な行動」を意識的に選択する必要があります。
　そして、マインドフルネスで培われる「気づき」の力こそが、こうしたことを可能にしてくれるのです。

「今起きていることに気づき、あるがままにそれを認める」というマインドフルネスのスタンスは、行動を起こさないことを促すのではなく、むしろ適切な行動を選択するためにとても重要であることを本書は教えてくれているのです。

　本書の監訳依頼を受けた時、自分は適任ではないと思いました。女性特有の社会的な環境や心理的な問題を自分が適切に理解できているとは思えなかったからです。しかし本書の監訳に携わったことで、そうした問題が身近に、しかも鮮明な形で実は存在していることを改めて認識することができました。こうした貴重な機会を与えていただいた創元社の紫藤崇代さんに心から御礼申し上げます。
　本書を、マインドフルネスの本質を失うことなく、それでいて読みやすい日本語として社会に送り出すことができたのは、ひとえに翻訳を手がけてくださった浦谷計子さんの力量の賜物です。また、矢澤喜代美さんには、前書（『からだの痛みを和らげるマインドフルネス』）に引き続き、その包み込むような声で、瞑想の音声インストラクションを素晴らしいクオリティにしていただきました。さらにメディアスタイリストの蓮池智子さんは、クオリティを維持しながら音声インストラクションを適切に編集するという難しいリクエストに見事に応えてくださいました。こうした皆様のご尽力がなければ本書が出来上がることはありませんでした。本当にありがとうございました。

　女性一人ひとりが「今この瞬間」をしっかりと生きながら、身近な他者と思いやりをもってつながることで、それぞれの生活も、社会や世界の環境も、きっと変わっていくものと思います。
　本書が、一人でも多くの女性が新たな一歩を踏み出す一助になれば、それにまさる喜びはありません。

2018年12月12日
佐渡充洋

著者略歴

ヴィディヤマラ・バーチ Vidyamala Burch

ニュージーランド生まれ。10代で脊髄を損傷。療養中に瞑想と出会い、心身の苦痛の緩和にマインドフルネスが効果的であることを直感する。イギリスに移住後、痛みや病気を抱える人びと向けにマインドフルネス教育を開始。2004年に設立したBreathworksは現在25カ国で活動を展開するまでに成長している。主な著書に *Mindfulness for Health*（共著、邦訳『からだの痛みを和らげるマインドフルネス』創元社）、*Living Well with Pain and Illness* がある。

クレア・アーヴィン Claire Irvin

編集者として *SHE* や *Grazia* など数々の有名雑誌を手がけるかたわら、フィクションや伝記を発表。現在はコンテンツマーケティング代理店リバーグループでオムニチャンネルのマガジンブランドの開発を担当している。

監訳者略歴

佐渡充洋（さと・みつひろ）

岡山大学医学部医学科卒業。同大学病院麻酔・蘇生科で初期研修後、1999年、慶應義塾大学医学部精神・神経科学教室入局。2005年、ロンドン大学大学院修士課程への留学などを経て、2008年より慶應義塾大学医学部精神・神経科学教室勤務。現在、同教室および同大学ストレス研究センター専任講師。医学博士。主な著書に『マインドフルネスを医学的にゼロから解説する本』（共編、日本医事新報社）、『自分でできるマインドフルネス』『からだの痛みを和らげるマインドフルネス』（いずれも監訳、創元社）がある。

訳者略歴

浦谷計子（うらたに・かずこ）

埼玉県生まれ。立教大学文学部英米文学科卒業。翻訳家。ヨガ講師。訳書に『医師が教える最強のダイエット——腸内フローラ革命』（シャスタインターナショナル）、『文豪の猫』（エクスナレッジ）、『母から受けた傷を癒す本』（さくら舎）、『APA倫理基準による心理学倫理問題事例集』（創元社）、共訳書に『援助専門家のための倫理問題ワークブック』（創元社）などがある。

音声インストラクション吹き替え＝矢澤喜代美
音源制作＝株式会社メディアスタイリスト

幸せになりたい女性のためのマインドフルネス
自分らしく輝く8週間のプログラム

2019年1月30日　第1版第1刷発行

著　者　　ヴィディヤマラ・バーチ／クレア・アーヴィン
監訳者　　佐渡充洋
訳　者　　浦谷計子
発行者　　矢部敬一
発行所　　株式会社 創元社

〈本社〉〒541-0047　大阪市中央区淡路町4-3-6
TEL.06-6231-9010（代）　FAX.06-6233-3111（代）
〈東京支店〉〒101-0051　東京都千代田区神田神保町1-2 田辺ビル
TEL.03-6811-0662（代）
http://www.sogensha.co.jp/

印刷所　　株式会社 太洋社

© 2019, Printed in Japan　ISBN978-4-422-11699-0 C1011

イラスト　野崎裕子

〈検印廃止〉
落丁・乱丁のときはお取り替えいたします。
JCOPY〈出版者著作権管理機構 委託出版物〉
本書の無断複製は著作権法上での例外を除き禁じられています。複製される場合は、そのつど事前に、出版者著作権管理機構（電話03-5244-5088、FAX03-5244-5089、e-mail:info@jcopy.or.jp）の許諾を得てください。